Willi Ecker

Nicht genau richtig

Zum Umgang mit einem quälenden Störgefühl

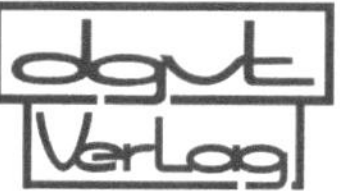

Willi Ecker

Nicht genau richtig

Zum Umgang mit einem quälenden Störgefühl

Ein Selbsthilfe- und Therapiebegleitbuch für Menschen mit gewissenhaftem Persönlichkeitsstil

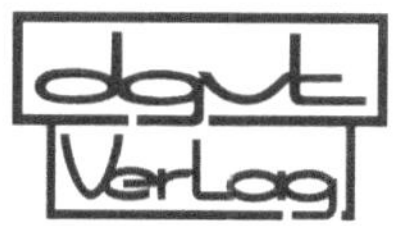

Tübingen
2022

Kontaktadresse:

Dipl.-Psych. Prof. Dr. Willi Ecker
Institut für Fort- und Weiterbildung in Klinischer Verhaltenstherapie (IFKV)
Kurbrunnenstr. 21a
67098 Bad Dürkheim

E-Mail: dw-ecker@gmx.de

Bibliografische Information der Deutschen Nationalbibliothek
Die Deutsche Nationalbibliothek verzeichnet diese Publikation in der Deutschen Nationalbibliografie; detaillierte bibliografische Daten sind im Internet über http://dnb.d-nb.de abrufbar.

Im Sudhaus
Hechinger Straße 203
72072 Tübingen

E-Mail: dgvt-Verlag@dgvt.de
Internet: www.dgvt-Verlag.de

Umschlagbild: stock.adobe.com, © Syda Productions
Umschlaggestaltung: Vogelsang Design, Jens Vogelsang, Aachen
Layout: VMR, Monika Rohde, Leipzig
Druck und Bindung: CPI books GmbH, Leck

Auch als E-Book erhältlich: ISBN 978-3-87159-470-0

ISBN 978-3-87159-170-9

Inhalt

Einleitung

Gewissenhafte Menschen sind die Stützen der Gesellschaft. Sie erledigen sehr verlässlich und diszipliniert ihre Pflichten, arbeiten genau, sorgfältig und gründlich, wann immer möglich fehlerfrei. Im alltäglichen Miteinander verhalten sie sich korrekt, befolgen die Regeln der Höflichkeit und im Straßenverkehr die Regeln der Straßenverkehrsordnung, sind pünktlich und ordnungsliebend. Moralisch verfügen sie über einen festen Wertekompass, bewahren Anstand, sind wahrheitsliebend und Gerechtigkeit ist ihnen sehr wichtig. Sie wissen, was sich gehört. Gewissenhafte Menschen lassen sich also durch eine lange Liste in unserer Gesellschaft sehr stark wertgeschätzter Tugenden charakterisieren. Vom „gewissenhaften Persönlichkeitsstil" spricht man dann, wenn diese Tugenden in etwas übertriebenem Ausmaß vorhanden sind. Vielleicht hört sich das für Sie irritierend an – kann es wirklich „übertriebene Tugenden" geben? Sogar extrem übertriebene? In diesem Buch werden Sie erfahren, wie diese Aussage zu verstehen ist.

Obwohl oder gerade weil *extrem* gewissenhafte Menschen so sind, wie sie sind, leiden sie nicht selten sowohl an sich selbst als auch an der Welt, so wie sie ist. Etwa dann, wenn sie einmal ihren eigenen, meist sehr hohen Ansprüchen nicht genügen, z. B. wenn eine Arbeit nicht 100%ig gelungen ist. Oder auch, wenn ihre Mitmenschen ihren Ansprüchen nicht genügen, z. B. schlampig arbeiten oder sich nicht an Regeln halten. In beiden Fällen entsteht schnell ein quälendes Störgefühl, das sogenannte *Nicht-genau-richtig-Erleben,* auf das schon der

Titel dieses Buches verweist: Selbst wenn die eigene Arbeit zwar „ganz gut", aber eben nicht perfekt gelungen erscheint, fühlt sich das „nicht genau richtig" an, und ein analoges Störgefühl entsteht, wenn andere Menschen nicht ganz so sorgfältig arbeiten und „Fünfe gerade sein lassen". Sehr gewissenhaften Menschen geht das so „gegen den Strich", dass alles in ihnen danach drängt, dieses Störgefühl schnellstmöglich zu beseitigen. Hierzu werden große Anstrengungen unternommen, z.B. wird die eigene Arbeit, koste es, was es wolle, zu Ende perfektioniert, bis alles 100%ig ist. Oder der nicht ganz so genau arbeitende Mitmensch wird mit seiner mangelnden Sorgfalt konfrontiert, und man versucht, ihn zu korrigieren. Dies sind nur erste Beispiele für die zentrale Bedeutung von „Nicht-genau-richtig-Erleben" im Alltag sehr gewissenhafter Menschen. Wenn Sie sich selbst zu dieser Gruppe zählen oder auch nur einige Merkmale dieser Gruppe als typisch für sich selbst erkennen, kann Ihnen dieses Buch helfen, Ihr Leiden an diesem Störgefühl zumindest zu lindern. Wenn Sie in einer Partnerschaft mit einem sehr gewissenhaften Menschen leben oder enge Angehörige zu dieser Gruppe zählen, wird dieses Buch Ihnen ebenfalls nützlich sein, um Ihre Mitmenschen besser zu verstehen. Und falls das Buch Ihnen nicht ausreichend hilft, Ihr Leiden am Nicht-genau-richtig-Erleben zu lindern, könnte es Sie als Begleitbuch während einer Psychotherapie unterstützen.

„Nicht-genau-richtig-Erleben" ist ein von Forscher*innen „erfundener" künstlicher Hilfsbegriff für ein sprachlich sonst schwer in Worte zu fassendes Störgefühl, das entsteht, wenn sich etwas „nicht genau richtig" anfühlt. Ursprünglich wurde er nicht geprägt, um ein zentrales Merkmal von sehr gewissenhaften Menschen zu definieren, sondern um bestimmte Phänomene bei Zwangserkrankungen zu erklären: Vielleicht kennen einige Leser*innen noch den Fernsehdetektiv Monk, der unter einer Zwangserkrankung leidet. Sieht er z. B. ein etwas schief an der Wand hängendes Bild, fühlt sich das für ihn sofort „nicht genau richtig“ an und er muss es so lange akribisch gerade rücken, bis es 100%ig im Lot ist – und das kann lange dauern. In diesem Fall handelt es sich um einen Symmetrie- und Ordnungszwang. Ganz ähnlich ergeht es einer Frau, die über eine Stunde zum Kämmen ihrer Haare braucht, weil es so lange dauert, einen „genau richtigen“ Mittelscheitel hinzubekommen. Es wird also so lange das Bild gerade gerückt oder so oft der Scheitel korrigiert, bis das Nicht-genau-richtig-Erleben verschwindet und sich stattdessen ein „genau richtiges“ Gefühl einstellt. Dieses sogenannte „Just right“-Gefühl wird von manchen Betroffenen regelrecht als positiver „Kick“ erlebt.

Solche Zwangssymptome, neben Symmetrie- und Ordnungszwängen können das auch Wasch- und Kontrollzwänge oder Zwangsgedanken sein, treten nicht selten gleichzeitig mit dem gewissenhaften Persönlichkeitsstil auf – ungefähr bei einem Viertel aller Menschen mit Zwangssymptomen ist dieser Stil sehr ausgeprägt. Umgekehrt leiden jedoch ca. 80 % der Menschen mit einem ausgeprägten gewissenhaften Stil nicht unter Zwangssymptomen. Dementsprechend geht es in diesem Buch nicht um die Zwangserkrankung – wenn Sie sich hierzu informieren wollen, verweise ich Sie auf mein Buch *Die Krankheit des Zweifelns. Wege zur Überwindung von Zwangsgedanken und Zwangshandlungen* (2015, 2. Auflage, Psychosozial-Verlag).

Hier möchte ich Ihnen vielmehr im ersten Teil dieses Buches verdeutlichen, in welch vielfältiger Weise extrem gewissenhafte Menschen in ganz vielen Lebensbereichen unter dem Störgefühl des Nicht-genau-richtig-Erlebens leiden und welche Probleme dies mit sich bringen kann. Vielfach führt gerade der Versuch, dieses Störgefühl zu beseitigen, in tückische Sackgassen. Zunächst werde ich Ihnen veranschaulichen, wie Betroffene in diese Sackgassen hineingeraten, denn ein gründliches Problem*verständnis* ist eine notwendige Voraussetzung, um Problem*lösungen* zu finden. Im zweiten Teil des Buches – ab Kapitel 5 – wird es dann darum gehen, wie Sie Wege aus diesen Sackgassen heraus finden können.

Wie sehr Sie durch Nicht-genau-richtig-Erleben gequält werden, hängt stark davon ab, in wie vielen Lebensbereichen und in welcher Intensität sich dieses Störgefühl bei Ihnen zeigt. Deswegen werden natürlich manche gewissenhaften Leser*innen die konkret beschriebenen Phänomene nur in Teilbereichen für sich unmittelbar relevant finden.

Kapitel 1
Lebensbereiche, in denen sich Nicht-genau-richtig-Erleben typischerweise zeigt

1.1 Arbeit

Da Arbeit und Pflichterfüllung im Leben gewissenhafter Menschen von zentraler Bedeutung sind, kann auf diesem Gebiet das Nicht-genau-richtig-Erleben sehr häufig vorkommen. Wenn Sie es bei der Arbeit immer „genau richtig" machen wollen, bezeichnen Sie sich selbst vielleicht als Perfektionist*in, oder ein exzessives Streben nach Perfektion wird Ihnen von Menschen in Ihrem Umfeld zugeschrieben. Vielleicht sagt man Ihnen nach, dass Sie es gerne 100%ig oder gar 150%ig haben. Ein solcher Perfektionismus kann sich sehr unterschiedlich auswirken.

So kann es sein, dass Sie Ihre Arbeit bis ins letzte Detail akribisch vorbereiten und planen, Situationen und Probleme sehr systematisch analysieren, um ja nichts zu übersehen, um Fehler zu vermeiden und um die „genau richtige" Problemlösung zu erarbeiten. Mut zur Lücke oder auch nur Konzentration auf das Wesentliche unter Vernachlässigung von Details würden Sie als leichtsinnig empfinden – ein solches Vorgehen würde bei Ihnen ein quälendes Nicht-genau-richtig-Erleben auslösen. Sie haben eben höchste Ansprüche an die Qualität Ihrer Arbeit. Vielleicht gelten Sie bei Kolleg*innen und Vorgesetzten als besonders hartnäckig und ausdauernd, weil Sie Ihre Arbeit erst abschließen, wenn auch letzte „Nicht-genau-richtig-Empfindungen" ausgemerzt sind. Sie sind bereit, so viel Zeit zu investieren, wie Ihnen hierfür notwendig erscheint, koste es, was es wolle.

Die Kehrseite dieser Arbeitshaltung sind möglicherweise *hohe* Kosten. So könnte es leicht passieren, dass Sie viele – möglicherweise unbezahlte – Überstunden machen und Ihr Leben sehr von der Arbeit dominiert wird, unter Vernachlässigung von Freizeit, Familie, Partnerschaft und Freundschaften. Im Extremfall mündet dies in die sogenannte Arbeitssucht, Sie werden zum „Workaholic". Solch ein einseitiger Lebensstil resultiert nicht selten in Erschöpfung und Depression. Ihre Ausrichtung auf das Ausmerzen bzw. die schnellstmögliche Beseitigung von Nicht-genau-richtig-Erleben durch ständiges angestrengtes Arbeiten bis zur Erzielung „makelloser" Ergebnisse bindet sämtliche Energieressourcen. Bedürfnisse nach Erholung, Lebensfreude und Genuss sowie nach partnerschaftlichem, familiärem und freundschaftlichem Miteinander werden ständig in den Hintergrund gedrängt. Im Extremfall ist es erforderlich, diese Bedürfnisse vollständig auszublenden. Manchmal wird dieses allein auf die Arbeit fokussierte Verhaltensmuster über viele Jahre hinweg durchgehalten, besonders natürlich, wenn es durch materielle oder Karriereerfolge belohnt wird.

Anders sieht es aus, wenn Ihre Arbeitshaltung mit dem Anforderungsprofil Ihres Arbeitgebers oder Ihrer Arbeitgeberin in Konflikt gerät. Vielleicht arbeiten Sie bei aller Fehlerfreiheit, Gründlichkeit und Sorgfalt zu langsam, und man wünscht sich von Ihnen eher zügiges Arbeiten mit *wenigen* Fehlern. Oder Ihr hohes Überstundenkontingent wird nicht mehr akzeptiert. Wenn Sie dann auf Ihrem auf Fehlerfreiheit abzielenden Arbeitsstil beharren, wird Ihnen eventuell Inflexibilität und Halsstarrigkeit vorgeworfen.

Auch Konflikte mit Kolleg*innen sind nicht selten, z.B. weil Sie ihnen „zu penibel" sind, sodass sich die Zusammenarbeit durch Ihren Genauigkeitsanspruch holprig gestaltet oder weil Sie Ihre Kolleg*innen häufig wegen deren aus Ihrer Sicht mangelnder Sorgfalt und Gründlichkeit kritisieren.

Sind Sie schließlich selbst Chef*in, werden Sie vielleicht eher gefürchtet als geliebt werden, wenn Sie erwarten, dass Ihre Mitarbeiter*innen in ihrer Arbeitsweise Ihren gewissenhaften Stil und Ihre perfektionistischen Ansprüche übernehmen und zur Leitschnur ihres Handelns machen.

Überdies fällt es Ihnen vielleicht auch schwer, Arbeiten überhaupt an Kolleg*innen oder Untergebene zu delegieren, weil Sie diesen nicht zutrauen, Aufgaben auch wirklich zu Ihrer Zufriedenheit (d. h. „genau richtig"!) zu erledigen, und „es lieber gleich selbst machen".

In all diesen Fällen ist es häufig so, dass extrem gewissenhafte Menschen zwar irgendwie wissen oder zumindest ahnen, dass sie sich bei ihren Mitmenschen nicht sonderlich beliebt machen, dass jedoch das Vermeiden quälenden Nicht-genau-richtig-Erlebens ein so drängendes Bedürfnis darstellt, dass Negativreaktionen der Mitmenschen billigend in Kauf genommen werden – so als sei es schlicht nicht auszuhalten, in der eigenen Arbeitsweise zugunsten größerer Schnelligkeit auf Fehlerfreiheit zu verzichten oder eine als nicht ausreichend erachtete Sorgfalt und Gründlichkeit bei Kolleg*innen oder Mitarbeiter*innen zu tolerieren.

Außerdem gibt es extrem gewissenhafte Menschen, die „einfach nicht fertig werden": Eine Aufgabe, z. B. das Schreiben einer Abschlussarbeit bei Studierenden, kann nicht beendet werden, weil aufgrund der eigenen, übermäßig strengen

Leistungsnormen auch eine an sich gute Arbeit sich „noch nicht genau richtig“ anfühlt. Auf diese Weise verlängert sich das Studium oder die Betroffenen werden gar zum „ewigen Studenten“ oder zur „ewigen Studentin“, weil die unbedingte Vermeidung von Nicht-genau-richtig-Erleben die Aufgabenerfüllung erschwert oder sogar verunmöglicht. Eine weitere Variante dieses Musters ist die Prokrastination oder „Aufschieberitis“: Weil man das Erreichen von Perfektion als unrealistisch einschätzt, wird der Beginn des Angehens einer Aufgabe immer wieder in die Zukunft verschoben – auch so lässt sich eine „nicht genau richtige“ Aufgabenerledigung vermeiden! Und schließlich, auch wenn Ihnen dies paradox erscheinen mag, entscheidet sich mancher extrem gewissenhafte Mensch dazu, ein Projekt erst gar nicht zu beginnen, wenn er oder sie prognostiziert, dass eine makellose, „genau richtige“ Durchführung nicht möglich sein wird. Hier lautet das Motto: „Ganz (genau richtig) oder gar nicht!“

1.2 Freizeit

Für viele extrem gewissenhafte Menschen fühlt es sich „nicht richtig“ an, vom Pfad der ständigen Arbeit, der Pflichterfüllung und Selbstdisziplin abzuweichen. Sie fühlen sich einer Norm verpflichtet, ihre Zeit außerhalb der Erwerbsarbeit – sofern überhaupt etwas Freizeit übrig bleibt und sie nicht bereits „Workaholics“ sind – immer produktiv und sinnvoll zu verbringen. So wäre z. B. regelmäßiges Joggen oder Besuchen eines Fitnessstudios zur körperlichen Ertüchtigung und Gesunderhaltung akzeptabel, zumindest wenn es leistungsorientiert betrieben wird (etwa mit genauer Zeitmessung zur Leistungserfassung beim Joggen). Andererseits wäre es für solche

Menschen schwierig, sich auch einmal zweckfreies Spielen oder generell Muße zu gönnen: Wer nicht ständig produktiv ist, der „gammelt faul herum". Deswegen geraten extrem gewissenhafte Menschen nicht selten in eine Krise, wenn sie das Rentenalter erreichen: Die hinzugewonnene Freizeit wird eher als Stress empfunden, und es tauchen Ängste auf, aufgrund des fehlenden Ordnungsgerüsts der Arbeit „vollständig zu vergammeln".

Sofern Sie selbst so „gestrickt" sind, könnte es z. B. sein, dass Sie ein solches Anforderungsprofil, ständig etwas Sinnvolles zu tun, auch Ihren Kindern auferlegen. Neben den schulischen Pflichten, denen diese natürlich höchst gewissenhaft nachkommen sollten, *sollten* die Kinder sich auch sportlich betätigen, musische Interessen wie das Spielen eines Instruments entwickeln etc. Dies alles wären wiederum – in Maßen betrieben – zu erstrebende Tugenden, im Extrem allerdings würde es zu einer übermäßigen Verplanung der Kinder führen, die dann wie kleine Erwachsene nach Terminkalender leben müssten, ohne wirkliche freie Zeit und ohne die Freuden einer spielerischen Spontaneität. Es entstünde dann eine „Tyrannei der Solls", wie dies die deutsch-amerikanische Psychoanalytikerin Karen Horney ausgedrückt hat. Ich erinnere mich noch gut an eine sehr gewissenhafte Patientin, die auch die Familienurlaube so engmaschig mit Besichtigungen, kulturell wertvollen Aktivitäten wie Museumsbesuchen etc. verplante, dass ihr Ehemann und die Kinder schließlich aufstöhnten und dagegen rebellierten, sich in dieses „Korsett" zwängen zu lassen. Auch den gemeinsamen Tanzkurs mit dem Ehemann fokussierte sie dermaßen auf Leistung und diszipliniertes Üben zwischen den Tanzstunden zur Ausmerzung von Fehlern (insbesondere des Ehemannes), dass dieser den Spaß am Tanzen verlor und schließlich „das Handtuch warf". Für ihn waren gelegentliche Fehler nicht schlimm, bei ihr lösten sie ein starkes Nicht-genau-richtig-Erleben aus. Dies ist ein gutes Beispiel dafür, dass als Ergebnis dieses Störgefühls zwischenmenschliche Konflikte entstehen können. In ähnlicher Weise könnte bei einem Ehepaar eine an sich schöne gemeinsame Aktivität scheitern, wenn die Frau ein eher meditatives Joggen bevorzugt, bei dem sie in gemütlicher Geschwindigkeit die Schönheit der Natur im Wald genießt, während ihr Ehemann verbissen leistungsorientiert darauf aus ist, seine penibel abgestoppten Zeiten zu verbessern.

1.3 Entscheidungen

Wenn keine Entscheidungsoption „genau richtig" erscheint, kommt es bei extrem gewissenhaften Menschen zu einem sehr schwer abschließbaren, schier endlosen Abwägen sämtlicher Pro- und Kontra-Argumente. Entscheidungsprozesse verlaufen sehr zähflüssig und werden von Gefühlen starken Zweifels begleitet. Gerade bei komplexen Entscheidungen können sich extrem gewissenhafte Menschen kaum auf ihr „Bauchgefühl" verlassen und erstellen stattdessen detaillierte Pro- und Kontra-Listen, die aber regelmäßig ins Leere laufen, da sich kein „genau richtiges" Gefühl einstellen mag. Dabei ist der Anspruch, dass sich eine Entscheidung „genau richtig" anfühlen sollte, gerade bei wichtigen Entscheidungen unrealistisch – sie werden nicht selten mit 51 % zu 49 % getroffen und nicht mit 100 % zu 0 %! Das liegt u. a. daran, dass hinsichtlich der Konsequenzen einer Entscheidung (z. B. für eine bestimmte Arbeitsstelle) zum Zeitpunkt der Entscheidung immer große Ungewissheit besteht, d. h., es wird zumindest Monate brauchen, bis man diese Konsequenzen ganz konkret im Alltag erlebt hat und auf dieser Basis die Sicherheit gewinnen kann, dass sie richtig war. Außerdem haben auch die schließlich verworfenen Alternativen natürlich ihre Vorteile – sonst wäre die Entscheidung ja auch nicht schwierig gewesen. Hinzu kommt, dass eine sogenannte Nachentscheidungsdissonanz – ein kurzer nachträglicher Zweifel, nachdem man eine wichtige Entscheidung getroffen hat – ein schlicht normales Phänomen darstellt, das nach kurzer Zeit von selbst verschwindet. Oft sind sehr gewissenhafte Menschen erstaunt zu hören, dass *alle* Menschen solche Nachentscheidungsdissonanzen kennen.

Nicht selten tritt das Störgefühl des Nicht-genau-richtig-Erlebens auch bei zahlreichen, weniger wichtigen Alltagsentscheidungen auf: Einfachste, banale „Wahlen" – welches Hemd morgens anzuziehen, welches Gericht aus der Speisekarte zu wählen ist – werden dadurch verzögert und erschwert. Vielleicht kennen Sie das Gefühl der Handlungslähmung, das entsteht, wenn sich auch hier eine Hemmschwelle aufbaut, sich überhaupt zu einer Entscheidung durchzuringen. Das Sprichwort von der „Qual der Wahl" ist dann wirklich wörtlich zu nehmen! Hier greifen Betroffene manchmal zu Tricks, um eine *eigenverantwortliche* Entscheidung zu umgehen. Da im Grunde jegliche Entscheidung mit einem Fehlerrisiko behaftet ist und somit Nicht-genau-richtig-Erleben auszulösen droht, wird im Sinne einer Ausweichstrategie nicht selten so getan, als ob eine Entscheidung gar nicht wirklich selbst getroffen wurde, sondern die Umstände sie bestimmt haben: So wird betont, dass die Entscheidung nur durch äußeren Druck zustande kam, z. B. weil der Kellner, während man über der Speisekarte brütete, allmählich ungeduldig wurde („Bei dem Zeitdruck hatte ich ja keine andere Wahl!"). Eine Extremvariante besteht darin, im Restaurant immer das gleiche Gericht zu bestellen. Der Rückgriff auf das Altbewährte bewahrt einen davor, experimentieren und damit ein Fehlerrisiko in Kauf nehmen zu müssen. Das quälende Störgefühl entfällt, dafür wird aber das Leben ein Stück gleichförmiger und langweiliger. Manchmal wird auch getrickst, indem eine Entscheidung vertagt wird, z. B. wird nach dem Kauf eines Sofas wochenlang die Plastikfolie nicht entfernt (falls man sich doch noch umentscheidet!) – auch so lässt sich das Störgefühl kurzfristig vermeiden.

Auch im sprachlichen Ausdruck lassen sich ähnliche Ausweichmanöver identifizieren: Da es immer „nicht genau richtig" sein könnte, sich im Gespräch in einer Richtung klar zu positionieren, neigen extrem gewissenhafte Menschen nicht selten zu „einerseits, andererseits" oder sehr vagen Aussagen, die alles offenlassen – man hat sich nicht festgelegt und fühlt sich dadurch weniger angreifbar. Diese Funktion des Sich-nicht-Festlegens ist den Betroffenen meist gar nicht bewusst – sie empfinden ja *tatsächlich* sowohl Aussage A wie auch Aussage B als „nicht genau richtig", sodass die Relativierung von A *und* von B ihre subjektiv so erlebte Wahrheit abbildet. Der zwischenmenschliche „Kollateralschaden" besteht dann darin, dass die Kommunikationspartner*innen irritiert oder frustriert sind, weil sie natürlich den Hintergrund dieser „Pirouetten" gar nicht verstehen.

Bezieht sich das Vermeiden, sich festzulegen, auch auf wichtigere Entscheidungen, z. B. für einen Partner oder eine Partnerin, können sehr schwerwiegende Problemkonstellationen entstehen: Ist die betreffende Person „genau der oder die Richtige"? Auch hier ist Perfektionismus mit im Spiel, gemäß dem Spruch: „Es prüfe, wer sich ewig bindet, ob sich nicht was Besseres findet!" Es reicht somit nicht, „gut genug" zusammenzupassen, und irgendeine Kleinigkeit wird zum „Haar in der Suppe". Wird dann eine Verlobung oder Heirat nicht aufgrund handfester Beziehungsprobleme, sondern lediglich aufgrund eines Nicht-genau-richtig-Erlebens immer wieder verschoben, kann dies für die potenziellen Partner*innen sehr verletzend sein, oder diese haben schlussendlich irgendwann „die Nase voll“ und trennen sich. Wer ewig zaudert und Entscheidungen vermeidet, wird irgendwann die Erfahrung machen, dass auch Nicht-Entscheidungen ungewollte Konsequenzen nach sich ziehen können! Keine Entscheidung ist sozusagen *auch* eine Entscheidung. Bildlich gesprochen sind Sie dann wie ein Autofahrer, der ewig im Kreisverkehr seine Runden dreht, ohne abzubiegen, weil sich keine der möglichen Abzweigungen „genau richtig“ anfühlt.

1.4 Detailfixiertheit

Wenn es Ihnen eminent wichtig ist, auch kleinste Fehler zu vermeiden, damit kein Nicht-genau-richtig-Erleben entsteht, müssen alle Arbeiten sehr akribisch durchgeführt und vor sämtlichen Entscheidungen alle Alternativen detailgenau unter die Lupe genommen werden. Wenn eine Option „im Großen und Ganzen“ oder vom Gesamteindruck her in Ordnung erscheint, ist das für Sie ein viel zu unvollständiges Bild, und wenn eine Arbeit „im Wesentlichen“ abgeschlossen erscheint, muss Ihrer Meinung nach noch an vielem im Detail gefeilt werden. Man könnte ja noch einen Haken finden, der eine Entscheidung umstößt, und eine Arbeit könnte noch versteckte kleine Mängel aufweisen, die es noch zu korrigieren gilt. Stimmt alles, doch Detailorientierung kostet, wenn sie übertrieben ist, viel Zeit.

Nehmen wir ein Beispiel aus meinem beruflichen Bereich: Wenn ich für Patient*innen Anträge auf Anerkennung der

Leistungspflicht durch die Krankenkasse stelle, bekomme ich hierfür ein Honorar, das in etwa dem Honorar für eine Therapiestunde entspricht. Ein extrem gewissenhafter Kollege, der sich bei mir in Supervision befand, brauchte für einen solchen Antrag im Schnitt quälende 13 Stunden, bis sich ein „Just right"-Gefühl einstellte! Dabei berichtete er so viele Details und die Berichte wurden so lang, dass sich im Endeffekt die Gutachter*innen beschwerten, statt ihn wegen der „Perfektion" seiner Anträge zu loben. Ganz abgesehen davon, dass sein Honorar für die Antragserstellung dann weit unter dem gesetzlichen Mindestlohn lag!

Bei manchen Patient*innen ist für mich das erste „Indiz" dafür, dass ein gewissenhafter Persönlichkeitsstil vorliegen könnte, wenn sie mir so detailliert über ihre Behandlungsvorgeschichte und über ihre aktuellen Beschwerden berichten, dass ich kaum einmal mit einer Frage „dazwischenkomme". Hintergrundmotiv dieses sehr ausschweifenden Gesprächsverhaltens ist in der Regel sicherzustellen, dass ich als Therapeut wirklich vollständig und allumfassend informiert werde, damit ich diese Patient*innen auch wirklich *optimal,* d. h. „genau richtig", verstehen und behandeln kann.

Früher oder später kann ich ihnen ein erstes „Störgefühl" nicht ersparen, das dann entsteht, wenn ich sie um Erlaubnis bitte, sie unterbrechen zu dürfen, und sie davon zu überzeugen versuche, dass eine kürzere, prägnantere Ausdrucksweise ein sinnvolles erstes Teilziel sein könnte. Im Grunde wissen diese Patient*innen bereits, dass ihr Bedürfnis nach Vollständigkeit bei ihren Kommunikationspartner*innen manchmal zu Ungeduld oder gar Ärger führt, und geben dies auch bereitwillig zu, wenn sie von mir darauf angesprochen werden. Dies ist ihnen häufig bereits bei Arztterminen passiert oder auch beim Versuch, einem Baumarkt-Mitarbeiter oder einer Baumarkt-Mitarbeiterin zu erklären, warum sie welches Produkt benötigen! Bisher haben sie aber diese zwischenmenschlichen „Kollateralschäden" meist in Kauf genommen, um sich das Störgefühl des Nicht-genau-richtig-Erlebens zu ersparen.

1.5 Lebenszufriedenheit

Wer perfektionistisch darauf besteht, dass alles „genau richtig" sein sollte, wird vom Leben sehr oft enttäuscht werden. Mit anderen Worten: Eine Neigung zum Nicht-genau-richtig-Erleben beeinträchtigt die Lebenszufriedenheit und Genussfähigkeit in gravierender Weise, und zwar immer dann, wenn die Dinge „nicht genau so sind, wie sie sein sollten": Schon bei kleinsten Mängeln – der Ton beim TV-Krimi ist nicht perfekt, sodass die Dialoge nicht alle „100%ig" zu verstehen sind, das Mietauto im Urlaub entspricht nicht genau den Erwartungen – treten quälende Störgefühle auf. Die Betroffenen bleiben an dem, was sich „nicht genau richtig" anfühlt, hängen, der Krimi oder der Urlaub ist ihnen „versaut" und durch verärgertes Meckern vergiften sie die Atmosphäre. Sie werden als übertrieben pingelig wahrgenommen und handeln sich Vorwürfe ein, in destruktiver Weise auch ihren Mitmenschen die Stimmung zu vermiesen. Sollten Sie zu diesen Zeitgenoss*innen gehören, mangelt es Ihnen an einer guten *Fähigkeit zur Lebenszufriedenheit* und Sie werden sich sehr oft unzufrieden bis unglücklich fühlen. Warum? Die Antwort ist schlicht, dass das Leben meist nicht perfekt und nicht „genau richtig" ist. Auch am schönsten tropischen Palmenstrand lässt sich „ein Haar in der Suppe" finden.

1.6 Ärger

Wird Nicht-genau-richtig-Erleben als Störgefühl durch ein Verhalten von Mitmenschen ausgelöst, welches den eigenen, oft überstrengen Normen nicht entspricht, reagieren Betroffene mit Ärger und Wut. Im Extremfall kommt es zu verbal oder gar körperlich aggressiven, teilweise feindseligen Ausbrüchen sowohl im Arbeits- als auch im privaten Bereich. Diese erschrecken nicht zuletzt die Betroffenen selbst so sehr und werden von ihnen als so besorgniserregend eingeschätzt, dass sie deshalb eine Therapie beginnen – sie erleben solche Wutanfälle nämlich in aller Regel als persönlichkeitsfremd, da sie sich zu Recht ansonsten als sehr vernünftig und sachlich einschätzen. Falls solche „Ausraster" bei Ihnen selbst vorkommen, sind sie mit hoher Wahrscheinlichkeit Reaktionen auf das schwer auszuhaltende Störgefühl, das hochkommt, wenn Ihre Mitmenschen sich nicht an Regeln halten, die Sie selbst als allgemeinverbindlich ansehen. Wenn Sie „missionarisch" darauf bestehen, dass Ihre Normen auch für andere gelten müssen, sind zwischenmenschliche Konflikte vorprogrammiert.

In Ausnahmefällen kommt es sogar zu gefährlichen und dabei letztlich selbstschädigenden aggressiven Verhaltensweisen von Betroffenen: So überholte einer meiner Patienten einen anderen Verkehrsteilnehmer, der eine Verkehrsregel nicht beachtet hatte, drängte dessen Auto an den Straßenrand und stoppte es, um dann wütend auf ihn loszugehen und ihn wegen der „unerhörten" Regelverletzung zu beschimpfen – sicherlich ein Extremfall insofern, als damit ja eine eigene Regelübertretung verbunden war.

Jenseits solcher extremer Ausnahmefälle sind es häufig Kleinigkeiten, die Ärger aufflammen lassen, und es ist extrem wichtig zu verstehen, dass „auch Kleinvieh Mist macht“: Dadurch, dass bereits eigene kleine Missgeschicke im Alltag und von den eigenen Normen abweichendes Verhalten von Mitmenschen sehr schnell Nicht-genau-richtig-Erleben und als Konsequenz Ärger provozieren, kommt es zu einer „Ärgerinflation“. Machen Sie sich klar: Mit Ärger auf Nicht-genau-richtig-Erleben bei eigenen kleinen Alltagsfehlern zu reagieren oder auf Verhalten Ihrer Mitmenschen, das Sie als falsch empfinden, stellt einen ganz wesentlichen „Kostenfaktor“ dar, wenn Sie es nicht schaffen, Ihren gewissenhaften Persönlichkeitsstil etwas abzumildern. Mit anderen Worten: Bleibt alles so, wie es ist, werden Sie sich weiterhin täglich sehr häufig ärgern müssen. Sie werden vielleicht dazu neigen, sogar über längere Zeitstrecken mit einer gereizten Grundstimmung durchs Leben zu gehen. Weder Sie selbst noch Ihre Mitmenschen sind nämlich „ohne Fehl und Tadel“. Das englische Sprichwort „shit happens“ drückt dementsprechend aus, dass dies einfach *normal* ist.

1.7 Schuldzuweisung

Damit kommen wir zu einem mit der „Ärgerinflation“ verwandten Phänomen, das Sie vielleicht auch von sich selbst kennen: die Suche nach einem oder einer Schuldigen, wenn ein Nicht-genau-richtig-Erleben entstanden ist, weil etwas schiefgelaufen ist.

Ist aufgrund eines Versehens eine Vase umgefallen und zerbrochen, wird reflexartig sofort die Person identifiziert, die daran schuld ist, sei es jemand anderes oder auch man selbst! Das Missgeschick – es wurde ja nicht absichtsvoll etwas zerstört – führt zu einem Nicht-genau-richtig-Erleben: So etwas darf nicht passieren! Selbst unabsichtliche, kleinere Missgeschicke oder geringfügige Handlungsfehler sind unverzeihlich! Man hätte doch besser aufpassen müssen! Da es aber nun einmal passiert ist – was nützt es da, jemanden dafür haftbar zu machen, wenn „das Kind schon in den Brunnen gefallen" ist? Man spricht in solchen Fällen von „retroaktiver Kontrolle". Damit ist gemeint, dass im Nachhinein, sozusagen „zeitlich rückwärts", das Nicht-genau-richtig-Erleben zumindest etwas reduziert werden kann, wenn man sich über die Schuldzuweisung ein nachträgliches „Kontrollgefühl" besorgt: „Du bist schuld, denn wenn du besser aufgepasst hättest, wäre das erst gar nicht passiert!" oder auch: „Ich bin schuld, denn wenn ich besser aufgepasst hätte, wäre das erst gar nicht passiert!" Die Schuldzuweisung geht nämlich einher mit der Vorstellung eines „genau richtigen" Alternativszenarios, einem inneren „Dann-wäre-alles-gutgegangen"-Film mit Happy End, mit einem selbst oder mit den beschuldigten Mitmenschen als fehlerlos handelnde Hauptdarsteller*innen! So würden Sie vielleicht, wenn Sie zu einem Termin fünf Minuten zu spät kommen, Ihr starkes Nicht-genau-richtig-Erleben (da Pünktlichkeit für Sie einen wichtigen Wert darstellt) zumindest etwas reduzieren, indem Sie den Gastgeber*innen ausführlich erklären, wie Sie durch mehrere schneckenartig fahrende Autos und Lkws behindert wurden. Die sind schuld, sonst wären Sie natürlich pünktlich gewesen! Vielleicht erscheint Ihnen dieses Verhaltensmuster völlig normal, aber machen Sie sich klar: Für viele Menschen sind fünf Minuten Verspätung nicht der Rede wert, und viele Menschen würden bei einer zerbrochenen Vase einfach die Scherben zusammenkehren und zur Tagesordnung übergehen, statt nach Schuldigen zu suchen!

1.8 Anstrengung

Anstrengung gilt den meisten sehr gewissenhaften Menschen als wichtiger positiver Wert. Umgekehrt wird es eher gering geschätzt, wenn jemandem die Dinge „leicht von der Hand" gehen und gute Ergebnisse spielerisch erzielt werden. Für sich selbst wie für die Mitmenschen wird postuliert: Mit genügender Anstrengung – bis hin zur Bereitschaft, auch große Entbehrungen zu erdulden oder einen zeitlich oder energetisch sehr hohen Aufwand zu betreiben – lässt sich immer ein „genau richtiges" Resultat erzielen. Wurde das „genau richtige" Resultat noch nicht erzielt, haben sich die Betreffenden noch nicht genug angestrengt! Sie haben sicherlich bemerkt, dass es an dieser Stelle einen Bezug zum vorherigen Thema „Schuld" gibt: Wenn man das „genau richtige" Resultat nicht erzielt, ist man der im obigen Abschnitt geschilderten Überzeugung zufolge stets selbst schuld, da man sich nicht genug angestrengt hat. Diese Schuldzuweisung trifft unterschiedslos extrem gewissenhafte Menschen selbst wie auch ihre Mitmenschen.

Andere mögliche Gründe für das Nichterreichen des „genau richtigen" Resultats werden schlicht ausgeblendet: Dass man einfach einmal Pech gehabt haben könnte, wird als Entschuldigung keinesfalls akzeptiert. Genauso wenig wie der ja durchaus mögliche Fall, dass man von einer Aufgabe überfordert sein kann, von seinen Fähigkeiten her oder weil man nicht gut eingearbeitet worden ist.

Einer meiner Patienten, der in extremer Weise das Loblied der Anstrengung sang, war als Chef für seine Untergebenen eine Qual. Im Dienste des makellosen Ergebnisses forderte er immer noch mehr Anstrengungen ein, und war es noch nicht erreicht, kam er automatisch zu dem Schluss, dass sich seine

Mitarbeiter*innen „nicht genug angestrengt“ hatten. Im Privatleben legte er denselben Maßstab an sich selbst an: So musste ein kompliziertes klassisches Musikstück am Klavier so lange geübt werden, bis es „genau richtig“ gespielt werden konnte. Anstrengungsbereitschaft und Hartnäckigkeit hierbei waren fast grenzenlos: Das Stück wurde an jedem Wochenende stundenlang in endlosen Wiederholungen geübt, bis die hiervon gequälte Ehefrau mit Scheidung drohte – was wiederum der Anlass war, warum dieser Patient überhaupt zur Therapie kam.

1.9 Moralischer Perfektionismus

Extrem gewissenhaften Menschen fehlt nicht selten jegliche Toleranz in Fragen von Moral, Ethik oder Werten. Bei sich selbst erreichen sie ein „Just right“-Gefühl sozusagen nur bei moralisch vollständig „weißer Weste“. Bei ihren Mitmenschen wie auch bei sich selbst werden selbst kleinste Verfehlungen und Abweichungen vom „genau Richtigen“ unerbittlich als unverzeihlich verurteilt.

Ein Beispiel: Einem extrem gewissenhaften Patienten, der gerade in Rente gegangen ist, wird in einem Schreiben seines ehemaligen Arbeitgebers, für den er über 30 Jahre gearbeitet hat, mitgeteilt, dass man ihm die zusätzliche Betriebsrente nicht zahlen werde, weil er ein bestimmtes Schreiben vor einigen Jahren nicht beantwortet habe. Er schaut in seinen Unterlagen nach, und tatsächlich, er hat dieses Schreiben erhalten und nicht beantwortet, da er sich zu diesem Zeitpunkt in einer seelischen Krise befand. Sein Rechtsanwalt sagt ihm: „Ach, das ist überhaupt kein Problem, wir behaupten einfach, Sie hätten dieses Schreiben nie bekommen, und dann kriegen

Sie auch Ihre Betriebsrente, die haben Sie sich ja auch redlich verdient nach über 30 Jahren Betriebszugehörigkeit!" Daraufhin mein Patient: „Das kommt nicht infrage – da müsste ich ja lügen!" Für den Rechtsanwalt wäre das eine sogenannte weiße Lüge, und auch ich als Therapeut dieses Patienten hätte keine Gewissensbisse, wenn ihm trotz eines geringfügigen Formfehlers die Firma seine Betriebsrente zahlen würde – nach meinem subjektiven Rechtsempfinden wäre es eher ungerecht, wenn er sie nach über 30 Jahren Einzahlung nicht bekäme. Es erweist sich jedoch trotz des finanziellen Schadens für den Patienten als unmöglich, ihn zu einer „weißen Lüge" zu überreden – aufgrund seines moralischen Perfektionismus bleibt er felsenfest bei seinem Standpunkt, dass *jegliche* Lüge zu verurteilen ist und es „weiße Lügen" schlicht nicht gibt! Die moralische Weste muss also blütenweiß bleiben. Die moralische Norm ist u. a. auch deshalb so *absolut,* weil man „sich nichts Negatives nachsagen lassen" will. Neben der „Hundertprozentigkeit" der eigenen Überzeugung spielt also nicht selten auch ein defensiver Selbstschutz eine Rolle, mit dem Ziel, sich gegen jegliche Kritik der Mitmenschen zu immunisieren.

Die gleiche Rigorosität, mit der sich extrem gewissenhafte Menschen selbst in moralischer Hinsicht beurteilen, zeigen sie häufig auch in ihrem Urteil über ihre Mitmenschen. Moralische Regeln sollten ihrer Meinung nach allgemeinverbindlich sein, d. h., alle sollten sich an sie halten. Nicht regelkonformes Verhalten der Mitmenschen erzeugt ein starkes Nicht-genau-richtig-Erleben und wird dementsprechend als unmoralisch, unsozial und egoistisch abgewertet, und es wird auch offensiv vertreten, dass solche Abweichungen von den eigenen Standards *bestrafungswürdig* sind. Es dürfte klar sein, dass man sich mit dieser Haltung nicht beliebt macht, denn niemand lässt sich gerne abwerten. Auch andere hin zur eigenen Meinung zu „missionieren“, wird manchmal versucht, um das eigene Störgefühl zu reduzieren, erweist sich aber vielfach als wenig erfolgreich und erzeugt Widerstand. Bei näherer Betrachtung unterscheiden sich Menschen in vielfältiger Weise zumindest graduell in ihren moralischen Werturteilen. Wenn man also mit allen nichts zu tun haben will, die eine „nicht genau richtige“ Partei wählen oder als „nicht genau richtig“ empfundene politische, religiöse oder ökologische Einstellungen vertreten, bleiben vielleicht nicht mehr so viele „genau Gleichgesinnte“ übrig. Von daher können zwischenmenschliche Konflikte oder auch Vereinsamung zu den Kosten des gewissenhaften Persönlichkeitsstils zählen.

1.10 Ungewissheit

Menschen können sich die Zukunft vorstellen, doch die Zukunft ist immer ungewiss. Man weiß nie so genau, was auf einen zukommt. Und dementsprechend auch nicht, ob das, was auf einen zukommt, sich „genau richtig“ anfühlen wird. Das mögen Menschen mit einem gewissenhaften Persönlichkeitsstil gar nicht, sie sind überhaupt nicht risikofreudig, sondern sehr auf Sicherheit bedacht. Sie tun vieles, um Ungewissheiten möglichst stark zu reduzieren. Mehr geht nicht, null Ungewissheit erreicht man nicht.

Ein Weg, um Ungewissheit zu reduzieren, ist es, das Leben möglichst in gleichförmigen Bahnen zu halten, z. B. immer an den gleichen Urlaubsort zu fahren oder im Restaurant immer das gleiche Gericht zu bestellen – da weiß man, was man hat! Ganz sicher? Nein, auch dann nicht, denn wer weiß, ob das Wetter am genau gleichen Urlaubsort zur genau gleichen Jahreszeit immer gleich gut sein wird? Oder ob der Koch im Restaurant nicht auch einmal einen schlechten Tag haben wird? Eine weitere Möglichkeit der Ungewissheitsreduktion besteht in der akribischen Planung: Wenn ich den Urlaub lückenlos im Vorhinein plane und bis auf die Stunde genau festlege, welche Ausflüge wann durchgeführt werden, alle Tickets schon vorbestelle etc., reduziert das die Ungewissheit bereits erheblich. Dagegen wäre es nicht so einfach, mit einem Menschen einen Urlaub zu machen, der sich die Freiheit nimmt, alles auf sich zukommen zu lassen und jeweils Tag für Tag „spontan zu entscheiden, wozu man Lust hat“ – für anders „gestrickte“ Zeitgenoss*innen durchaus eine sehr attraktive Alternative! Doch der Vorhersagbarkeit wird lieber der Vorzug vor der Freiheit gegeben.

Intoleranz gegenüber Ungewissheit zeigt sich auch in der bereits erwähnten Zögerlichkeit extrem gewissenhafter Menschen, Entscheidungen zu treffen: Vielfach wird versucht, die Ungewissheit, ob eine Entscheidung „genau richtig“ ist, dadurch zu reduzieren, dass immer mehr Informationen über die zur Entscheidung stehenden Alternativen gesucht oder angefordert werden, ein Beispiel wäre: Welche Küche soll ich kaufen? Es wird endlos recherchiert in der Hoffnung, sich irgendwann durch Steigerung der Menge oder der Qualität der zur Verfügung stehenden Informationen über die Alternativen schlussendlich „ganz sicher“ zu sein, welche Küche die „optimale“ Küche wäre. Dann wäre die Ungewissheit bei null und die schließlich gekaufte Küche perfekt. Aber Moment: perfekt von der Ausstattung her oder vom Preis-Leistungs-Verhältnis? Nun ist man erneut bei einer Ungewissheit, nämlich der, welches Kriterium am wichtigsten wäre: die absolute Qualität oder das Preis-Leistungs-Verhältnis. Sicher, da muss ein Kompromiss gefunden werden, aber welches wäre der optimale Kompromiss zwischen diesen Kriterien? So können im Extremfall Jahre vergehen, bis wirklich eine neue Küche gekauft wird. Ungewissheitsintoleranz, so viel ist sicher, kostet viel Lebenszeit!

Auch eine Vorliebe für Gewohnheiten und Routinen, die „sich bewährt haben“, ist extrem gewissenhaften Menschen eigen. Neues kennenzulernen und auszuprobieren ist nicht ihre Sache, und dies erstreckt sich sogar darauf, mit welchen Menschen man zu tun haben möchte. Auch so wird Ungewissheit reduziert, und man „weiß, was man hat“! Dementsprechend sind Gewissenhafte in der Regel auch treue Freund*innen und Partner*innen. Überhaupt sollte die Welt von Verlässlichkeit, Vorhersagbarkeit, Berechenbarkeit und Ordnung geprägt sein – vorsichtig formuliert ist sie das nicht immer.

1.11 Sorgen, Grübeln, Pessimismus

Um das Überleben zu sichern, ist unser Gehirn aus evolutionsbiologischer Sicht vorrangig darauf geeicht, Gefahren wahrzunehmen. Daher sind wir empfänglicher für negative Signale als für positive Informationen. Zusätzlich sind wir in der Lage, uns die Zukunft auszumalen und uns dort lauernde, aktuell noch gar nicht drohende Gefahren mental vorzustellen, also Gefahren zu antizipieren. Nun ist es sicherlich adäquat und sinnvoll, für die Zukunft *Vorsorge* zu treffen, wenn sich zukünftig ein Problem mit hoher Wahrscheinlichkeit einstellen wird – z.B. wenn wir uns um unsere Altersvorsorge bemühen (etwa durch eine Rentenversicherung) – und wir die Bewältigung dieses Problems entsprechend lösungsorientiert und verantwortungsbewusst planen.

Bei sehr gewissenhaften Menschen besteht jedoch eine exzessive Neigung, sich Sorgen über Zukünftiges zu machen, die u.a. auch ihrer bereits angesprochenen mangelnden Ungewissheitstoleranz geschuldet ist. So vieles kann schiefgehen, dass es ihnen geboten scheint, die hieraus resultierenden Gefahren durch intensives Nachdenken möglichst vorwegzunehmen.

In der Konsequenz „garantieren" die in den entsprechenden „Grübelschleifen" thematisierten Sorgen, dass ein bereits gedanklich vorweggenommenes negatives Ereignis einen zumindest nicht mehr überraschen kann, wenn es denn tatsächlich eintritt. Insofern wird das Sich-Sorgen tatsächlich als nützlich empfunden, obwohl es die Ungewissheit ja letztlich nicht reduzieren kann. Außerdem schützt jedes neue Sorgenthema vor späteren möglichen Selbstvorwürfen oder Vorwürfen von Mitmenschen, man habe den Fehler gemacht, ein bestimmtes Risiko in „naivem Optimismus" zu unterschätzen. Aber dieses Muster („Es ist am sichersten, immer mit dem Schlimmsten zu rechnen!") hat hohe Kosten: Viel Lebenszeit, während der man in gedrückter Stimmung ist, wird für das Begrübeln „ungelegter Eier" verschwendet, d.h. für die Beschäftigung mit Katastrophen, die vielleicht nie eintreffen werden.

1.12 Krankheitsängste

Im Bereich der Gesundheit ist das „genau Richtige" die völlige Beschwerde- oder Symptomfreiheit. Bei manchen Menschen stellt sich daher das Nicht-genau-richtig-Erleben schon bei der kleinsten Abweichung von diesem Idealzustand ein und ein harmloses „Zipperlein" oder eine leichte Befindlichkeitsstörung führt sofort zum „Alarm“ und zum Arztbesuch. Dies wird mit zunehmendem Alter immer problematischer, da der Idealzustand der völligen Beschwerdefreiheit bestenfalls in jungen Jahren der statistische Normalzustand ist, und selbst dies natürlich bei Weitem nicht bei allen Menschen. Schon in den mittleren Lebensjahren ist es eher statistisch normal, dass es ab und an oder sogar chronisch *irgendwelche* körperlichen Symptome gibt, und zwar auch dann, wenn man nicht unter einer schweren Erkrankung leidet. Auch bei übertriebenen Krankheitsängsten spielt erneut die mangelnde Ungewissheitstoleranz sehr gewissenhafter Menschen eine Rolle. Sie führt dazu, dass man bei jeglichem Körpersymptom am liebsten auf der Stelle eine Erklärung hätte, die hoffentlich Ungewissheit reduziert und beruhigt. Nicht selten führt dann der Drang nach sofortiger ärztlicher Rückversicherung, dass nichts Gravierendes vorliegt, zu einer hochfrequenten Inanspruchnahme von Arztterminen. Denn da mit zunehmendem Alter völlige Beschwerdefreiheit eher die Ausnahme als die Regel ist, bräuchte man ohne eine „gesunde“ Ungewissheitstoleranz eigentlich einen ständig zur Verfügung stehenden „Leibarzt“ bzw. eine „Leibärztin“!

Kapitel 2
Wie entwickelt sich die Neigung zum Nicht-genau-richtig-Erleben?

Diese Frage lässt sich natürlich nicht pauschal beantworten. Aus der Forschung weiß man, dass genetische Faktoren diese Neigung nur zu etwa 27 % erklären. Einigkeit besteht, dass darüber hinaus lebensgeschichtliche Entwicklungsbedingungen eine wesentliche Rolle spielen. Hierbei gibt es typische „Entwicklungspfade", die ich Ihnen im Folgenden skizzieren möchte. Vielleicht identifizieren Sie beim Lesen auch das ein oder andere Muster, das Sie aus Ihrer Lebensgeschichte oder aus der Ihrer Angehörigen mit gewissenhaftem Persönlichkeitsstil kennen. Um die Muster plastisch zu veranschaulichen, habe ich teilweise extreme Beispiele gewählt. Damit sich ein gewissenhafter Persönlichkeitsstil entwickelt, genügen bei entsprechender genetischer Vorbelastung natürlich auch weniger extreme Entwicklungspfade.

Viele extrem gewissenhafte Menschen berichten, dass ihre Eltern oder andere wichtige Bezugspersonen selbst sehr perfektionistisch waren und diesen Perfektionismus auch in kontrollierender Weise in die Erziehung einbrachten. Die Betroffenen wurden nicht selten als Kinder sehr streng bestraft oder massiv kritisiert, wenn sie sich nicht „benahmen" oder den Leistungsansprüchen und Normen ihrer Eltern nicht genügten. So lernten sie schnell, sich konform mit elterlichen Erwartungen, also „genau richtig", zu verhalten, um einer Bestrafung zu entgehen. Vielfach wurden die Kinder auf diese Weise sehr früh zu „kleinen Erwachsenen" dressiert, es wurde ihnen alles „abtrainiert", was – völlig kindgemäß – „überschießendes" Spontanverhalten war, z. B. auch einmal laut zu sein, impulsiv zu handeln oder eben „nicht brav" zu sein. Dies nennt man *Vermeidungslernen*. Da die Bezugspersonen aufgrund ihres eigenen Perfektionismus selbst geringfügige Fehler hart bestraften, stellt sich bei den Betroffenen im Erwachsenenalter das Störgefühl des Nicht-genau-richtig-Erlebens schon bei kleinsten Anlässen ein. Es war also bereits in der Kindheit quasi ein „Warnsignal", dass man jetzt schleunigst auf den „Pfad der Tugend" zurückkehren muss, um elterliche Missbilligung zu vermeiden.

Der einseitige Fokus auf Vermeidungslernen hat natürlich damit zu tun, dass perfektionistische Eltern noch nicht einmal sich selbst loben, geschweige denn ihre Kinder! Sie tendieren dazu, perfekte Leistungen einzufordern, statt dem Kind zu vermitteln, dass man aus Fehlern lernt und dass Lernen immer ein Prozess von Versuch und Irrtum ist, zu dem auch Fehler gehören. Als Kinder wurden extrem gewissenhafte Menschen also nicht ermutigt, Dinge *auszuprobieren*. Sie haben wahrscheinlich nie gehört, dass Aufgaben ihnen zugetraut wurden: „Du wirst es schon schaffen, und es ist auch gar nicht schlimm, wenn es nicht gleich beim ersten Versuch klappt. Dann probierst du es einfach noch einmal."

Im Extrem wird von Erziehungspraktiken berichtet, die von einem rücksichtslosen Druck in Richtung Leistung, Korrektheit und perfektes Befolgen von Regeln geprägt waren, während Fehler und Regelabweichungen – bei völligem Fehlen von Lob – drastisch und zum Teil grausam bestraft wurden. Ein solches Extrembeispiel wäre das Erzwingen des Teller-leer-Essens, weil die absolute Regel zu befolgen ist, dass man den Teller leer isst und kein Essen verschwendet werden darf. Die Regel kann so „eisern“ sein, dass das Kind, wenn es Essen wieder erbricht, gezwungen wird, das Erbrochene zu essen, und vorher nicht vom Tisch aufstehen darf!

Perfektionistische Eltern sind meist sehr kritisch und bewertend in Bezug auf fast jedweden Aspekt der Persönlichkeit, des Verhaltens oder der Leistung ihres Kindes, auch wenn sie das vielleicht nur sehr subtil ausdrücken. So war eine typische „Botschaft“ der Eltern eines Patienten, dass eine Eins minus in der Klassenarbeit zwar nicht so ganz schlecht war, aber bei Vermeidung dieses einen „dummen kleinen“ Fehlers hätte die Note doch noch besser sein können. Solche Botschaften können dazu führen, dass die Betroffenen lebenslang einen vagen, chronischen Zweifel bezüglich ihrer Fähigkeit mit sich herumtragen, etwas „genau richtig“ zu machen oder „genau richtig“ zu entscheiden. Hinter dem ständigen, angestrengten Bemühen, diesem Ideal des „Genau-Richtigen“ trotz dieser von den Eltern früh gesäten Zweifel zu entsprechen, steht oft der intensive, wenn auch vielfach unbewusste Wunsch, doch noch die Anerkennung der extrem kritischen Eltern zu erlangen: Die eigentliche Wurzel des Bedürfnisses, perfekt zu sein, ist also die Sehnsucht nach elterlicher Liebe.

Da perfektionistische Eltern bestrebt sind, eigenes Nicht-genau-richtig-Erleben bezüglich der Schulleistungen ihrer Kinder zu vermeiden, neigen sie dazu, den Lernprozess der Kinder stark kontrollieren zu wollen. Zwei von mir sehr geschätzte Kolleg*innen, Nicolas Hoffmann und Birgit Hofmann (2021, S. 249), illustrieren dies am extremen Beispiel eines von ihnen behandelten Patienten:

> Seine Hausaufgaben, vor allem Aufsätze, seien grundsätzlich von der Mutter in seinem Beisein verfasst worden. Alle Vorschläge, die er dazu gemacht habe, seien abgeschmettert worden unter dem Vorwand, er sei viel zu unreif und zu faul, um etwas Anständiges zu Papier zu bringen. Sollte er einen Aufsatz in der Schule schreiben, so fertigte die Mutter im Voraus Vorlagen zu zwei bis drei Themen, die mit großer Wahrscheinlichkeit „drankommen" könnten. Er habe sie auswendig lernen müssen. Daneben habe er den Wecker gestellt, um sich nachts noch einmal auf die Prüfung vorbereiten zu können ... Er habe nie mehr richtig das Gefühl verspürt, etwas ausreichend gut genug zu können. Er habe mit der Zeit eine eigene Ideologie entwickelt, nach der die Güte einer Sache nur daran zu messen sei, wie viel Anstrengung und Leid sie gekostet habe und um den Preis von wie viel Entbehrungen sie zustande gekommen sei. Seitdem sei ihm alles Leichte und Oberflächliche ein Gräuel. Entspannung und Beschäftigung mit „Unnützem" seien bloß die Vorstufe zu Versagen und Schuldigwerden.

Diese Schilderung verdeutlicht, wie sehr durch das kontrollierende Verhalten der Mutter und die explizite Abwertung des Kindes als faul und unreif das Selbstvertrauen des späteren Patienten unterminiert worden war.

Eltern extrem gewissenhafter Menschen haben auf die Nichteinhaltung der von ihnen vorgegebenen Normen häufig mit Abwertungen („Du bist eine Schande für die Familie!", „Man kann sich nirgendwo mit dir sehen lassen!") oder Drohungen reagiert („Wenn du nicht gehorchen kannst, kommst du ins Heim!"). Dies führt natürlich zu Angst vor Ablehnung, ja sogar vor Ausgestoßenwerden. Die Kinder lernen, dass sie nur dann akzeptiert werden und dazugehören dürfen, wenn sie sich „ganz genau“ an die elterlichen Normen halten und diese am besten zu ihren *eigenen* Normen machen. Sie lernen zusätzlich, dass es, um „ganz sicherzugehen“, den elterlichen Anforderungen gerecht zu werden, günstig ist, diese Normen noch strenger und rigider zu definieren.

Zusammengefasst gibt es also typische Entwicklungspfade, auf denen Menschen die Neigung ausbilden, häufig und in vielen Lebensbereichen das Störgefühl des Nicht-genau-richtig-Erlebens zu empfinden. Als Reaktion auf den Erziehungsstil der Eltern oder anderer wichtiger Bezugspersonen, der „Normtreue“ und Regeleinhaltung durch massive Strafandrohung erzwingt, entsteht im Prozess des Vermeidungslernens das Nicht-genau-richtig-Erleben als *Warnsignal:* Mit dessen Hilfe kann das Kind im vorauseilenden Gehorsam darauf aufpassen, auch schon kleinste Abweichungen von Normen und Regeln frühzeitig zu entdecken und dadurch sein Verhalten so zu korrigieren, dass einer drohenden Bestrafung vorgebeugt werden kann. Insofern ist dieses Störgefühl kurzfristig unmittelbar nützlich. Es gibt jedoch andererseits viele negative Konsequenzen des hier skizzierten Erziehungsstils, denen wir uns nun zuwenden.

Kapitel 3
Negative Konsequenzen, wenn im Erziehungsstil das Nicht-genau-richtig-Erleben gefördert wird

3.1 Frustration wichtiger Grundbedürfnisse

Tückischerweise werden durch den skizzierten Erziehungsstil wichtige Grundbedürfnisse des Kindes frustriert: Das Kind wird stark kontrolliert, bevormundet und in seinem Spontanverhalten eingeschränkt. Bereits in einem frühen Lebensalter, in dem es sich eigentlich aufmachen will, die Welt zu erkunden, Neues zu entdecken und zu explorieren, wird es in seiner gesunden Neugier abrupt gestoppt und in das Korsett absoluter „Bravheit" gezwängt – sein Grundbedürfnis nach *Autonomie* wird frustriert. Denn wenn es „nicht brav" ist, droht die Gefährdung eines zumindest ebenso wichtigen Bedürfnisses, des Bedürfnisses nach *Zugehörigkeit* – die Eltern drohen mit Liebesentzug oder gar Ausstoßung, wenn es nicht gehorcht. Schließlich werden auch die Bedürfnisse nach *Selbstwert* und *Anerkennung* frustriert: Es gibt kein Lob für die absolute Regelbefolgung und Normtreue, sondern nur Bestrafung und Abwertung, wenn das Kind sich „nicht richtig" verhält.

Ein Beispiel ist Frau R.: Schon sehr früh wurde ihr verboten, mit den Nachbarskindern zu spielen („Das ist kein Umgang für dich!"), d. h., in ihrer spontanen Neugier und Spielfreude wurde sie „abgewürgt", ihre Bedürfnisse zählten nicht. Bei „Zuwiderhandeln" drohten Hausarrest, Taschengeldentzug, zuweilen auch die Aussicht, „ins Heim abgeschoben zu werden" („Dort kannst du dich so viel mit solchem Gesocks abgeben, wie du willst!"). Lob und Anerkennung, z. B. für gute Schulleistungen, gab es nicht, nur „enttäuschte Eltern, wenn es mal nur eine Zwei war".

Dies nur exemplarisch für vielfältige Bedürfnisfrustrationen, die wiederum komplexe Folgen zeitigen, wie wir gleich sehen werden.

3.2 Einseitige Orientierung an Pflichterfüllung

Da extrem gewissenhafte Menschen als Kind viel kontrolliert, bevormundet und eingeschränkt wurden, haben sie als Erwachsene in der Regel ein starkes Autonomiebedürfnis. Gleichzeitig läuft jedoch dieses Bedürfnis nach Selbstbestimmung aufgrund ihrer starken Normorientierung sozusagen „ins Leere": Im Vordergrund steht immer die Frage, was getan werden *muss,* um sich 100%ig an alle Regeln und Normen zu halten und alles „Nicht-genau-Richtige" zu unterbinden. Alle Energie fließt in die Befriedigung dieses „Vermeidungsziels". Dagegen fehlen sogenannte „positive Annäherungsziele": Gemeint sind an positiven Bedürfnissen und Wünschen orientierte Ziele, die selbstbestimmt verfolgt werden können. Selbst berufsbezogene Leistungsziele sind in der Regel keine wirklich *positiven* Ziele. Der Fokus ist stets darauf gerichtet, was auf keinen Fall passieren *darf* (nämlich eine Abweichung vom „genau Richtigen") und was unbedingt passieren *muss* (nämlich das „genau Richtige"). Beides zu gewährleisten, verbraucht so viel mentale Energie, dass wenig übrig bleibt für die Frage: „Was *will* ich im positiven Sinne?“ Dementsprechend sind extrem gewissenhafte Menschen „Pflichtmenschen“, die „Kür“ (im Gegensatz zur Pflicht) ist ihnen fremd und erscheint ihnen dubios, sie sind geradezu Sklav*innen der Pflicht. Alternative Lebensziele jenseits von Arbeit, Leistung und Perfektionismus (z. B. Genuss jeglicher Art, Freude an Geselligkeit, am Spielerischen, Genuss von Natur oder Kunst) sind entweder gar nicht vorhanden oder spielen eine Nebenrolle, sind „unterbelichtet“ oder werden sogar verachtet. Die Betroffenen sind so identifiziert mit den zwar über die Erziehung erlernten, inzwischen aber *eigenen* Normen, dass ihr Autonomiebedürfnis sich paradoxerweise gerade (und nicht selten ausschließlich) in der Verteidigung der verinnerlichten Normen „auslebt“, die sie sich unter keinen Umständen nehmen lassen wollen.

Ein Beispiel wäre Herr S., der trotz „sanfter“ Bemühungen seines Vorgesetzten, ihn dazu zu bewegen, weniger (unbezahlte) Überstunden zu machen, starrsinnig darauf beharrt, dass diese im Sinne einer *wirklich 100%igen Sorgfalt und Pflichterfüllung* einfach unbedingt notwendig sind, um dann *mit gutem Gewissen* den Heimweg antreten zu können. So lebt er also sein Autonomiestreben in der Verteidigung seiner Normen aus, während er gleichzeitig keinerlei Zugang zu Bedürfnissen jenseits von Arbeit und Leistung hat.

3.3 Defensive zwischenmenschliche Grundhaltung

Extrem gewissenhafte Menschen haben gelernt, dass ihr Bedürfnis nach Zugehörigkeit nur durch Anpassung an die durch die Eltern vorgegebenen Normen und Regeln befriedigt werden konnte. Zuwendung gab es also ausschließlich unter dieser Bedingung. Wurde sie nicht erfüllt, drohte Liebesentzug. Es fehlte leistungs- und anpassungsunabhängige Zuwendung, d.h., geliebt zu werden im Sinne einer *unbedingten* Zuwendung, im Sinne eines Geschenks und als Gesamtperson (man spricht nicht umsonst von „Liebe *schenken*“). Aufgrund dieser biografischen Erfahrungen sind extrem gewissenhafte Menschen in zwischenmenschlichen Beziehungen oft misstrauisch und erwarten eher das, was sie in ihrer Lerngeschichte immer wieder erlebt haben, nämlich bewertet und kritisiert oder ausgestoßen zu werden und nur bei absolut perfekter Leistung akzeptiert zu werden. Dementsprechend fällt es ihnen schwer, positiven Rückmeldungen anderer, die sich nicht auf ihre Leistung beziehen (z.B. „Ich mag dich“), vorbehaltlos zu vertrauen. Umso näher liegt es, sich ein – wenn auch brüchiges – Sicherheits- und Selbstwertgefühl durch Anstrengung und Leistung zu „erarbeiten“, während man Beziehungen und Freundschaften im Leben nur eine Nebenrolle zugesteht!

Zwar gibt es durchaus eine Sehnsucht nach Anerkennung und positiver Wertschätzung in einem ganzheitlichen Sinne, d.h. als Gesamtperson unabhängig von Leistungen – genau das hat ja gefehlt! –, aber im Alltag liegt es extrem gewissenhaften Menschen aufgrund ihrer biografischen Erfahrungen viel näher, im Arbeits- und Leistungsbereich um jeden Preis und mit größter Anstrengung Fehler zu vermeiden, um *auch nicht den geringsten Raum für Kritik und negative Bewertung zu lassen*. Das gleiche *defensive* Ziel wird durch den moralischen Perfektionismus verfolgt. Es geht letztlich um *Unverwundbarkeit,* d.h. darum, Gefühle der Verletztheit durch Kritik an der eigenen Leistung oder an der eigenen moralischen Integrität zu vermeiden. Im Zwischenmenschlichen besteht also eine durchweg *defensive Grundhaltung:* „Mir soll niemand etwas Negatives nachsagen können!“ Dies ist insofern eine Falle, als das, was man durch diese defensive Grundhaltung erreichen kann, immer nur das Ausbleiben einer negativen Erfahrung sein kann (z. B. Abwesenheit von Kritik und negativer Bewertung) –, aber keine wirklich positive Erfahrung: Man kommt dadurch bestenfalls in einen *neutralen* Stimmungszustand.

Es gibt aber noch einen zweiten, vielleicht noch wichtigeren „Haken“: Wenn Sie glauben, dass Sie *sind, was Sie leisten,* sich selbst also ausschließlich über Leistung definieren, trifft jegliche Kritik natürlich den Kern Ihrer Person. Wenn Sie sich daher ständig bemühen, jegliche Schwäche zu verbergen, Ihre Außenwirkung zu kontrollieren, sich gegen jegliche Kritik abzuschotten und jegliche Unzulänglichkeit zu verstecken oder zu verleugnen, bekommt niemand zu sehen, wie es hinter dieser „Mauer“ aussieht. Wenn dann andere Menschen positiv auf Sie reagieren, werden Sie unweigerlich schlussfolgern, dass diese positive Resonanz nicht Ihrem *eigentlichen, authentischen* Selbst gilt, das Sie ja verbergen, sondern Ihrer „fehlerfreien“ und insofern „glatten“ Fassade. Daher können Sie gar nicht glauben, um dieses eigentlichen, authentischen Selbst willen (mit seinen Stärken und Schwächen, Ecken und Kanten) geliebt zu werden. Es resultieren Selbstwertzweifel und vielleicht auch Einsamkeit hinter Ihren Festungsmauern.

Ein Beispiel wäre Frau K.: Seit vielen Jahren ist die attraktive 35-Jährige alleinstehend und hat allenfalls oberflächliche Bekanntschaften. Sie verlässt immer nur perfekt geschminkt und „wie aus dem Ei gepellt“ das Haus, ihre berufliche Leistung als Chefsekretärin beschreibt sie als „untadelig“, ihr Chef könne sich 100%ig auf sie verlassen und lobe ihre Arbeit häufig. Zu ihren untergebenen Mitarbeiter*innen im Sekretariat, denen sie weisungsbefugt sei, halte sie „professionelle Distanz“ und sei stets um „absolute Korrektheit“ bemüht, damit man ihr „nichts nachsagen“ könne. So führe sie prinzipiell nie „Smalltalk“-Gespräche am Arbeitsplatz, die ihr Privatleben berührten. Da sie sparsam und daher finanziell gut gestellt sei, sei sie Männern gegenüber, die sich für sie interessierten, was recht häufig vorkomme, etwas misstrauisch und verschlossen, man wisse ja nie genau, was für Motive die hätten. Zwar komme es nicht selten zu ersten „Dates“, aber spätestens nach zwei bis drei Treffen lasse das Interesse des jeweiligen Mannes nach. Der letzte „Kandidat“ habe ihr rückgemeldet, er finde sie zwar sympathisch und attraktiv, aber es sei ihm nicht gelungen, sie durch die Treffen „ein Stück weit wirklich kennenzulernen“. Das habe sie sehr irritiert und aufgewühlt, sie habe sich plötzlich sehr einsam gefühlt und daher psychotherapeutische Hilfe aufgesucht. In der Psychotherapie sollte u. a. herausgearbeitet werden, wie Frau K. durch ihre defensive zwischenmenschliche Grundhaltung, ihre glatte, fehlerfreie Fassade und ihre misstrauische Verschlossenheit schließlich selbst zu ihrer Vereinsamung beiträgt und welche biografischen Hintergründe zur Entwicklung dieses Musters geführt haben.

3.4 Verinnerlichung perfektionistischer Normen und Verachtung von Leichtigkeit

Dass sich als oberste Priorität die Vermeidung von Nicht-genau-richtig-Erleben herausgebildet hat, geht – wie bereits betont – ursprünglich auf Angst vor Bestrafung durch die Eltern oder andere wichtige Bezugspersonen zurück. Deren perfektionistische Normen wurden verinnerlicht, die Betroffenen haben sich 100%ig mit ihnen identifiziert und sie sich „zu eigen“ gemacht. Das ursprüngliche Motiv der Vermeidung von Bestrafung und die damit assoziierte Angst sind ihnen daher ebenso wenig bewusst wie das noch tiefer liegende Motiv der Sehnsucht nach elterlicher Liebe. Normtreue, Leistung, Arbeit und Anstrengung sowie Ernsthaftigkeit und Gründlichkeit sind zu nicht hinterfragbaren Grundwerten geworden, die absolut gesetzt werden. Sie bilden sozusagen das Grundgerüst der Persönlichkeit sehr gewissenhafter Menschen, auf das sie auch stolz sind und das die Basis ihres Selbstwertgefühls bildet. Eigene Bedürfnisse, die von diesen „Axiomen“ abweichen, werden kaum wahrgenommen oder haben einen „negativen Beigeschmack“, werden geradezu *verachtet:* Mit Muße und Entspannung wird Faulheit assoziiert, mit Genuss Verschwendungssucht, mit der Kommunikation mit Freund*innen Geschwätzigkeit und mit zweckfreiem Spiel Verschwendung von Zeit, die besser in produktive Tätigkeiten investiert werden sollte. Auf viele Dinge, die das Leben lebenswert machen, wird daher im Dienste der strengen Normorientierung verzichtet, das Leben bekommt eine karge, immer nur ernsthafte Einfärbung, es fehlt das Element der Leichtigkeit.

Ich komme hier noch einmal exemplarisch auf Frau K. zurück: Sie ist sehr stolz auf ihre „untadelige“ berufliche Leistung, welche die Hauptstütze ihres Selbstwertgefühls darstellt. Auch alles außerhalb der Arbeit ist von großem Ernst geprägt: Sie verbringt ihre Freizeit vor allem mit „disziplinierten sportlichen Trainingseinheiten“, um sich fit und schlank zu halten. Sie ist äußerst sparsam, investiert viel Zeit in das Studium der Börse, um sich „materiell für die Zukunft abzusichern“, und in die „berufliche Weiterbildung“. Über die „Verschwendungssucht“ vieler Menschen kann sie nur den Kopf schütteln und vom von ihr verachteten „Bürotratsch“ an ihrem Arbeitsplatz hält sie sich fern.

3.5 Zentrale Bedeutung von Kontrolle und Anstrengung

Dass sehr gewissenhafte Menschen von ihren Eltern häufig kontrolliert und gemaßregelt wurden, geschah, um sicherzustellen, dass die Kinder „alles richtig“ machen, dass sie lernen, Regeln und Normen zu befolgen, manchmal auch, um die Kinder „vor Schaden zu bewahren“, der entstehen könnte, wenn sie spontan und deshalb „unvorsichtig“ handeln. Vielfach war das „gut gemeint“ – aber leider nicht gut. In der Folge haben nämlich sehr gewissenhafte Menschen den zugrunde liegenden Glauben tief verinnerlicht, dass Kontrolle eminent wichtig und auch zielführend ist und dass man sich unbedingt entsprechend *anstrengen* sollte, sie erfolgreich auszuüben. Zusammengefasst sagt dieser zentrale Glaubenssatz: „Wenn ich mich nur genügend anstrenge, kann ich mich, andere und alle Gefahren des Lebens (Verletzung, Krankheit, Tod, ökonomische Schwierigkeiten etc.) kontrollieren.“ Klingt zunächst einmal sehr absolut und übertrieben, oder? Natürlich gibt es reichlich Gegenargumente – dazu später –, prüfen Sie dennoch einmal, ob Sie dazu neigen, der Kontrolle diese überragende Bedeutung zuzuweisen.

Alle Menschen *wünschen* sich unbestreitbar, ihr Leben einigermaßen „im Griff“ zu haben – das ist ein völlig normales Grundbedürfnis. Hier dagegen geht es um die sehr extreme Überzeugung, dass Kontrolle ein „Allheilmittel“ und bei gebührender Anstrengung auch immer möglich ist. Dieser Zusatz („bei gebührender Anstrengung auch immer möglich“) ist tückisch, denn er führt messerscharf zu folgendem „Totschlagargument“: „Wenn ich die Kontrolle nicht erzielen kann, habe ich mich nicht genügend angestrengt!“ Dieses lässt andere Argumente nicht zu – z. B. man hat Pech gehabt, es war Schicksal, man war einfach zur falschen Zeit am falschen Ort etc. – und führt zu der Interpretation, dass man selbst schuld war, es nicht besser verdient hat, versagt hat etc. Nicht selten wurden solche Interpretationen dem Kind tatsächlich als elterliche „Botschaften“, ganz direkt oder zwischen den Zeilen, mitgegeben – kein Wunder, dass sie dementsprechend nicht selten in den negativen Selbstbewertungen sehr gewissenhafter Menschen wiederkehren, wenn es mit der Kontrolle einmal nicht klappt!

An dieser Stelle erinnere ich Sie an die Neigung sehr gewissenhafter Menschen, bei Fehlern, Missgeschicken und leider auch bei größeren Schicksalsschlägen reflexartig sofort nach dem oder der Schuldigen zu suchen – entweder man ist selbst schuld, ein Mitmensch oder irgendein externer Faktor. Den Gewinn, den sie aus diesem Muster ziehen, nennt man, wie bereits erwähnt, „retroaktive Kontrolle“: Um der „schwer verdaulichen“ Wahrheit auszuweichen, dass es nun einmal *Unkontrollierbares* im Leben gibt, suggerieren sich die Betroffenen, sie hätten in der Vergangenheit ja Kontrolle haben können. So könnte ein Mann argumentieren: „Meine Frau hat mich nur verlassen, weil ich X getan oder weil ich Y unterlassen habe!“ Er verschafft sich so ein illusionäres Kontroll*gefühl,* allerdings um den Preis einer Selbstschuldzuweisung. Gerade bei der Verarbeitung von Schicksalsschlägen ist dieses „Ich hätte sollen“- oder „Ich hätte müssen“-Muster besonders hinderlich und destruktiv: Wer z. B. unter einer schweren Erkrankung zu leiden hat, für die er objektiv nichts kann (also nicht gerade Lungenkrebs bei einem Kettenraucher), wird damit besser zurechtkommen, wenn er davon absieht, sich selbst nur um der „retroaktiven Kontrolle" willen die Schuld zu geben.

Sehr gewissenhafte Menschen betonen auch die Wichtigkeit von *Selbstkontrolle*. Selbstdisziplin und Selbstbeherrschung werden absolut gesetzt: „Wenn ich mich nur einmal gehen lasse (z.B. eine Pause beim Arbeiten mache, einmal meinen Diätplan durchbreche, einmal mein Sportprogramm vernachlässige), wer weiß, wohin das führt, womöglich ‚vergammele' ich dann völlig!" Sie sind also extrem streng mit sich selbst – genau so, wie es vielleicht auch ihre „Erziehungsberechtigten" mit ihnen waren. Jede Abweichung von der Regel wird sozusagen als „Anfang vom Ende" verteufelt. Auch die Kontrolle der eigenen Gefühle wird als hochrangiges Ziel verfolgt und das Zeigen von Gefühlen für gefährlich gehalten: Man könnte sich damit blamieren, man könnte zurückgewiesen werden, man könnte jemanden verletzen, man könnte abgewertet oder gar erniedrigt werden. Um dies zu verhindern, gilt es, sich so zu verhalten, dass „niemand einem etwas nachsagen kann", d.h., keinen Raum für Kritik zu lassen. Kaum einmal wird das Zeigen von Gefühlen als einfach situationsadäquat beurteilt – z.B. zu weinen, wenn man traurig ist –, vielmehr wird es als völliger Kontrollverlust „dämonisiert" („Ich habe völlig die Kontrolle verloren!"), dessen man sich gefälligst schämen sollte. Auch in dieser Selbstbewertung schwingt sehr stark mit, welche Negativbewertungen viele sehr gewissenhafte Menschen in ihrer Kindheit erdulden mussten, wenn sie Gefühle zeigten („Reiß dich gefälligst mal zusammen!").

Ein weiterer Aspekt des o.g. Glaubenssatzes ist die Hervorhebung, wie wichtig die *Kontrolle über die Gefahren des Lebens* ist. Natürlich ist es adäquat, vorsichtig zu sein, um Verletzungen, Krankheit, ökonomischen Schwierigkeiten oder gar dem Tod vorzubeugen. Auch bei diesem Punkt geht es um die Übertreibungen: Wenn der sehr gewissenhafte Mensch nicht „genau richtig“ *vorgesorgt* hätte und ihm selbst oder seine Familie wäre etwas Schlimmes passiert, dann hätte er ja Schuld auf sich geladen, und es gilt, sich permanent anzustrengen, um dies zu verhindern. Der beste Selbstschutz vor dieser Katastrophe ist eine pessimistische Grundhaltung: Optimismus und Zuversicht werden eher als naiv und dumm verurteilt, stattdessen sollte man sich ständig bewusst sein, was alles schiefgehen könnte! So wird aus der durchaus normalen, umsichtigen Vorsorge ein ständiges Sich-Sorgen-Machen. Dies führt dazu, dass die Betroffenen sich gedanklich in grüblerischer Weise sehr lange mit übertriebenen Katastrophenszenarios beschäftigen. Denn wenn man sich mit der „schlimmstmöglichen“ Variante vertraut macht, hat das ja den Vorteil, dass das Unglück einen zumindest nicht unvorbereitet und überraschend treffen kann! Stimmt schon, aber es gibt einen gravierenden Kostenfaktor: Man beschäftigt sich intensiv mit „ungelegten Eiern“, d. h. potenziellen Gefahren, die vielleicht nie eintreffen werden. Und außerdem hält man sich mental ständig in einer pessimistisch getönten Zukunftsvorstellung auf und ganz wenig im Hier und Jetzt der aktuellen Gegenwart. Dies ist deshalb besonders tückisch, weil Lebensfreude und Genuss nun einmal nur im Hier und Jetzt möglich sind! Manchmal ist der pessimistische Selbstschutz so extrem, dass sehr gewissenhafte Menschen sich Misserfolge vorhersagen: Sollten diese dann wirklich eintreffen, hatte man zumindest recht und ist darauf vorbereitet.

Nach Perfektion zu streben fordert unbedingte Kontrolle. Diese Forderung ist selbstzerstörerisch, weil etwas Unmögliches verlangt wird: Perfekte Kontrolle in allen Lebenslagen kann es nicht geben, egal wie viel Zeit und Energie man darauf verwendet, sie zu erreichen. Wenn Sie völlige Kontrolle dennoch verbissen anstreben, werden Sie daher zwangsläufig scheitern. Dies wiederum wird das Gefühl hinterlassen, dass Sie sich nicht genug angestrengt haben, und letztlich, dass Sie nicht gut genug sind.

Kapitel 4
Zwischenbilanz

Es wird nun Zeit, eine Zwischenbilanz zu ziehen. Diese wird für Sie, liebe Leser*innen, unterschiedlich ausfallen, je nachdem, ob überhaupt und wenn ja, in welchen Lebensbereichen und mit welcher Intensität sich Nicht-genau-richtig-Erleben als dominantes Störgefühl bei Ihnen breitgemacht hat. Manche Leser*innen, die sich in den bislang beschriebenen Mustern ganz oder teilweise wiedererkennen, können sicherlich mit ihrem gewissenhaften Persönlichkeitsstil so im Einklang und einverstanden sein, dass sie keine Notwendigkeit sehen, etwas zu verändern. Dies würde ich auch durchaus so erwarten, schließlich handelt es sich hier um eine Reihe von Tugenden – hin und wieder wohl etwas übertriebenen –, mit denen man sein Leben sehr erfolgreich bestreiten kann. Andere Leser*innen wiederum sind vielleicht zu dem Schluss gekommen, dass ihr gewissenhafter Persönlichkeitsstil in einer etwas zu einseitigen Lebensorientierung resultiert. Oder dass das Vermeiden von Nicht-genau-richtig-Erleben als Hauptmotiv ihres Handelns zu extrem wichtig geworden ist.

Falls Sie zu der zweiten Gruppe gehören, möchte ich Sie zu *kleinen* Veränderungen einladen. Es geht nämlich nur um die Abmilderung von Übertreibungen und um Ergänzungen da, wo etwas zu einseitig geworden ist – nicht um einen „Persönlichkeitswandel". Denn der gewissenhafte Persönlichkeitsstil enthält ganz viele wertvolle Elemente und zahlreiche Tugenden, die gar keiner Veränderung bedürfen. Werde ich zukünftig einmal „unter's Messer" müssen, wünsche ich mir z. B. ganz dringend einen *sehr gewissenhaften* Chirurgen! Deshalb geht es hier um kleine Schritte. Und, ganz wesentlich, ich möchte Sie einladen, diese kleinen Veränderungen *auszuprobieren*. Quasi zu testen, wie sich eine kleine Veränderung anfühlt, um dann, nach einer Testphase von 14 Tagen, auf der Basis der erlebten Erfahrung zu entscheiden, ob Sie diese Veränderung beibehalten möchten oder aber auch nicht.

Mir ist dabei sehr bewusst, dass viele von Ihnen sich selbst nicht als „sehr experimentierfreudig" beschreiben würden! Das zugrunde liegende Prinzip „Versuch und Irrtum" impliziert nämlich, dass man beim Ausprobieren auch die Möglichkeit von Fehlversuchen mit einkalkulieren müsste (die sich dann „nicht genau richtig" anfühlen würden). Und außerdem fühlt sich natürlich alles, was noch ungeübt ist, sowieso irgendwie fremd oder ungelenk an (d. h. auch wieder „nicht genau richtig"). Erinnern Sie sich einmal daran, wie Sie als Kind Fahrradfahren oder Schwimmen gelernt haben. Das sah sicherlich nicht sofort elegant und flüssig aus, sondern erst „Übung macht den Meister"! In der Phase, in der wir etwas Neues lernen oder ausprobieren, ist daher ein gewisses Nicht-genau-richtig-Erleben ein unumgängliches Übergangsphänomen (schlicht gesagt: Wir können etwas noch nicht richtig oder es fühlt sich einfach fremd an, *weil* es neu ist!). Ein Übergangsphänomen, das sehr gewissenhafte Menschen zum Teil scheuen „wie der Teufel das Weihwasser", d. h., sie bleiben gerne beim Gewohnten und mögen keine Veränderungen.

Darüber hinaus werden zumindest einige meiner Übungsvorschläge noch aus einem weiteren Grund für Sie eine gewisse Herausforderung darstellen: Ich werde Ihnen nämlich Veränderungen zum Ausprobieren vorschlagen, die von Ihren bisherigen Regeln und Normen, wie man „genau richtig“ lebt, abweichen, z. B. wie man also auch noch arbeiten, Freizeit gestalten, mit Entscheidungen und mit Ärger umgehen kann etc. Auch deshalb und nicht nur deshalb, weil es um etwas Neues geht, werden die Übungen unweigerlich ein gewisses Ausmaß von Nicht-genau-richtig-Erleben auslösen. Die gute Nachricht: Wenn Sie 14 Tage lang beharrlich, mit Durchhaltevermögen und durchaus mit einem gewissen „Kampfgeist“ üben, haben Sie gute Chancen, dass Ihr Nicht-genau-richtig-Erleben sich allmählich reduziert und in der Intensität nachlässt. Und dieser Effekt wiederum wird es Ihnen hoffentlich erleichtern, positive Erfahrungen während der Experimente wahrzunehmen und zu würdigen.

Andererseits: Wenn Sie zu dem Schluss kämen, dass das Ausprobieren meiner Vorschläge ein *unerträgliches* Nicht-genau-richtig-Erleben auslösen würde, und wenn Sie aus diesem Grund alles genau so belassen möchten, wie es ist, was würde das bedeuten? Im Grunde, dass Sie dem Störgefühl des Nicht-genau-richtig-Erlebens sehr viel Macht geben, zugespitzt formuliert: sich von ihm *versklaven* lassen!

Im Folgenden lade ich Sie zu einer anderen Perspektive ein: Meine konkreten Vorschläge auszuprobieren, verpflichtet Sie zu nichts. Nach vorübergehendem Ausprobieren können Sie jederzeit wieder zu Ihren altvertrauten Mustern zurückkehren, sofern Sie dem Ausprobierten nichts abgewinnen konnten! Freilich müssten Sie jeweils 14 Tage lang ein gewisses Ausmaß an Nicht-genau-richtig-Erleben aushalten und bräuchten ein Mindestmaß an *Ungewissheitstoleranz* – denn der Ausgang jedes konkreten Experiments ist tatsächlich offen. Bei meinen Vorschlägen orientiere ich mich teilweise an den zu Beginn des Buches beschriebenen Lebensbereichen.

Experimente sind dann besonders sinnvoll, wenn man sich auch die Mühe macht, sie auszuwerten. Um Sie hierbei zu unterstützen, werde ich Ihnen zu jedem Experiment eine Reihe von Auswertungsfragen stellen. Deren Beantwortung wird Ihnen u. a. helfen bei der Entscheidung, ob es sich lohnt, vielleicht den einen oder anderen Vorschlag auch nach den 14 Tagen des Experiments weiterzuführen und in Ihren Alltag zu integrieren. Ich empfehle Ihnen, dieses Buch durchaus auch als Arbeitsbuch zu verstehen und sich ein kleines Heft zuzulegen, in das Sie die Antworten auf meine Auswertungsfragen dann eintragen. So gewinnen Sie Schritt für Schritt einen Überblick darüber, inwieweit Ihnen die Experimente nützlich waren. Und schließlich: Machen Sie immer nur ein Experiment und nicht mehrere gleichzeitig, gehen Sie also Schritt für Schritt vor!

Kapitel 5
Vorschläge zum Bereich Arbeit

Arbeit wird Ihnen sicherlich weiter eminent wichtig bleiben und daran muss sich auch nichts ändern. Lassen Sie uns dennoch einmal überprüfen, inwieweit es nützlich sein könnte, in diesem Bereich kleine Veränderungen auszuprobieren.

Die ersten beiden Schritte: Pausen und weniger „Gradnochen"

Falls Sie so viel und so lange arbeiten, dass Sie häufig erschöpft sind und sich in der wenigen verbleibenden Freizeit nur noch passiv erholen können, sind Sie schon mindestens in einer „Burn-out"-Vorstufe gelandet. Vielleicht hat Sie auch schon jemand aus Ihrem Umfeld als „Workaholic" bezeichnet. Natürlich wissen Sie, dass dieses exzessive Arbeiten Sie erschöpft und daher letztlich die Gefahr besteht, dass Sie krank und damit zeitweise arbeitsunfähig werden! Zum Erhalt von Arbeitsfähigkeit, Gesundheit und auch Arbeitsqualität wäre es also geradezu pflichtbewusst und verantwortungsvoll, etwas an Ihrem Arbeitsstil zu verändern.

Sind in Ihrer Arbeitsstruktur auch Pausen eingeplant? Pausen dienen der Erholung und verbessern die Arbeitseffizienz. Sie sind also keinesfalls „verlorene Zeit", sondern hoch vernünftig! Falls Sie bislang die Pausen durcharbeiten und zusätzlich so „arbeitssüchtig“ sind, dass Sie in hohem Maße Überstunden machen – was sind die Gründe? Als Beispiel: „Ich muss so lange weiterarbeiten, bis ein perfektes Ergebnis erzielt ist. Bis dahin muss ich mich unentwegt anstrengen, sonst bin ich faul. Wenn ich das genau richtige Ergebnis noch nicht erreicht habe, habe ich mich noch nicht genug angestrengt. Und wenn ich wegen meiner Faulheit Pausen einlege, ist das der Anfang vom Ende! Dann komme ich nie zu was! Ich darf mit dem Arbeiten nicht aufhören, bevor nicht zumindest ein Teilergebnis perfekt abgeschlossen ist!“

Eine solche Argumentation geht gleich mehrfach in die Irre: Ein Wechsel von Arbeitsphasen und Pausen zur Erholung führt erwiesenermaßen zu besseren Arbeitsresultaten und hat daher mit Faulheit oder auch mit Zeitverschwendung nichts zu tun. Und Arbeiten bis zum perfekten Abschluss eines Teilabschnitts der Arbeit bewirkt unweigerlich ein sogenanntes Gradnochen, so nenne ich den Drang, „gerade noch“ so lange weiterzuarbeiten, bis sich ein „positives Erledigungsgefühl“ einstellt, d. h., bis man mit dem lang ersehnten „Genau-richtig-Gefühl“ „ein Häkchen dranmachen“ kann. Je perfektionistischer wir sind, desto länger dauert das „Gradnochen“ und umso schwerer fällt es uns, Arbeitsschritte *abzuschließen*. Das Resultat sind überlange Arbeitstage, an deren Ende zwar ein kurzes „Genau-richtig-Gefühl“ steht („abgehakt!“), allerdings mit so viel Anstrengung erkauft, dass sich von Tag zu Tag mehr Erschöpfungszeichen zeigen.

Daher bieten sich folgende Experimente an:

Experiment 1: Pausen!

Fügen Sie während Ihres Arbeitstags 14 Tage lang Pausen in Ihren Arbeitsalltag ein. Orientieren Sie sich dabei z. B. daran, wie Ihre Kolleg*innen das handhaben (z. B. Frühstückspause,

Mittagspause). Oder fragen Sie Freund*innen und Bekannte, welche Pausen sie üblicherweise einlegen.

Auswertung:

1. Wie gut (zu wie viel Prozent) ist es Ihnen gelungen, Pausenzeiten festzulegen und einzuhalten?
2. Wie groß haben Sie die Versuchung erlebt, doch im alten Muster des „Durcharbeitens" zu verharren?
3. Welche positiven Effekte haben Sie bemerkt, wenn Sie Pausenzeiten eingehalten haben?
4. Auf einer Skala von 0 bis10: Wie stark war Ihr Nicht-genau-richtig-Erleben zu Anfang des Experiments? Und wie stark am Ende des Experiments, sofern Sie sich an die festgelegten Pausenzeiten gehalten haben?

Experiment 2: Nicht mehr „Gradnochen"!

Legen Sie im Vorhinein eine Arbeitszeit fest, die Sie nicht überschreiten. Eine normale Arbeitszeit betrüge in Vollzeit 8 Stunden, wenn Sie das (noch) nicht zuwege bringen, legen Sie 9 oder maximal 10 Stunden fest. Festlegen bedeutet aber, dass nach Ablauf dieser Zeit „der Hammer fällt" und Sie konsequent darauf verzichten, etwas „gerade noch" fertig zu machen, d. h. zu „gradnochen".

Das wird Ihnen zunächst nicht leichtfallen, denn Sie werden dann den Arbeitstag mit *Unvollständigkeitsgefühlen* beenden müssen, ohne das übliche „Häkchen" mit positivem Erledigungsgefühl, sprich „Genau-richtig-Gefühl". Unvollständigkeitsgefühle sind also eine Variante des Nicht-genau-richtig-Erlebens. Der kurzfristigen Schwierigkeit, sie auszuhalten, steht der langfristige Nutzen gegenüber: weniger Erschöpfungsgefühle, mehr Gesundheit, mehr Zeit für die Familie, mehr Freizeit.

Je häufiger Sie es schaffen, Ihr Muster des „Gradnochens“ zu unterbrechen, desto leichter wird es Ihnen fallen, die anfangs noch sehr unangenehmen Unvollständigkeitsgefühle auszuhalten, und desto schneller werden diese abebben, nachdem Sie Ihre Arbeit pünktlich beendet haben.

Auswertung:

1. Wie gut (zu wie viel Prozent) ist es Ihnen gelungen, auf „Gradnochen“ zu verzichten?
2. Sofern es Ihnen überwiegend gelungen ist: Haben Sie wahrgenommen, dass Ihre anfänglichen Unvollständigkeitsgefühle sich mit zunehmender Dauer des Experiments allmählich reduziert haben? Auf einer Skala von 0 bis 10: Wie stark waren diese Gefühle zu Beginn des Experiments, wie stark am Ende des Experiments?
3. Wie stark haben Sie die Versuchung erlebt, doch noch zu „gradnochen“?
4. Welche positiven Effekte des Verzichts auf „Gradnochen“ haben Sie erlebt?

Schritt 3: Gut genug

Zu wie viel Prozent, glauben Sie, trägt Ihr Perfektionismus zu verlängerten Arbeitszeiten bei? Perfektion ist vielfach kein angemessenes Kriterium der Zielerreichung. Realistischer wäre „gut genug für einen bestimmten Zweck“. Nehmen wir noch einmal das Beispiel aus meinem Arbeitsalltag: Wenn ich für Gutachter*innen Therapieanträge stelle, damit die Krankenkassen meinen Patient*innen eine bestimmte Anzahl von Therapiestunden bewilligen, müssen meine Anträge „gut genug“ für den Zweck sein, die Gutachter*innen davon zu überzeugen, dass eine Therapie erforderlich ist. Klar müssen sie dafür bestimmten Qualitätskriterien genügen – aber sie müssen nicht in einem abstrakten Sinn „perfekt“ sein. Sie müssen nicht im Detail alles abbilden, was ich über die Patient*innen weiß – können sie auch nicht, denn sie sollen nur zwei bis drei Seiten lang sein. Ich brauche also „Mut zur Lücke“! Sie sollen nur einen Überblick geben und plausibel erklären, warum ich eine Therapie für erforderlich halte. Daher wäre es für den Zweck dieser Anträge unsinnig, Perfektion im Sinne von Vollständigkeit, Detailgenauigkeit, allumfassender Information und stilistischer Brillanz anzustreben – es müssen keine „Kunstwerke“ sein, sie müssen nur *zweckgebunden gut genug* sein, d. h., die Ansprüche der Adressaten (in diesem Falle der Gutachter*innen) erfüllen. Ich schreibe sie durchaus in dem Bewusstsein, dass ich, wenn ich mehr Zeit dafür hätte, bessere, vollständigere, stilistisch brillantere Anträge schreiben könnte, die „höheren Ansprüchen“ genügen würden – dies ist jedoch für den vorgesehenen Zweck schlicht unnötig.

Wahrscheinlich klingt *zweckgebunden gut genug* für Sie recht exotisch und fremdartig, da Ihre eigene Messlatte stets die Perfektion (100 %) ist. Vielleicht gibt es eine große Kluft zwischen Ihren eigenen, extrem hohen Ansprüchen an Ihre Arbeitsergebnisse und dem Anforderungsprofil Ihrer Vorgesetzten – vielleicht würden denen 80 % reichen! Für sie wären eventuell aus Ihrer Sicht unzureichende Ergebnisse *gut genug*, sofern Sie diese *schneller* erzielen würden. Vielleicht sind Sie enttäuscht oder verärgert darüber, dass Ihre Vorgesetzten makellose Fehlerfreiheit gar nicht würdigen, sondern im Gegenteil rascheres Arbeiten mit *wenigen* Fehlern einfordern!

Etwas anders sieht es aus, wenn Sie selbst eine Vorgesetztenfunktion innehaben. Wenn Sie in diesem Fall Ihre eigenen, extrem hohen Perfektionsansprüche auf Ihre Mitarbeiter*innen übertragen und es Ihnen nicht ausreicht, wenn diese nur *zweckgebunden hinreichend gute* Ergebnisse liefern, werden Sie Ihre Mitarbeiter*innen entweder ständig dazu antreiben, sich noch mehr anzustrengen, und sich damit ein sehr schlechtes Betriebsklima einhandeln, oder Sie werden „lieber gleich alles selbst machen", da Sie nur dann sicher sein können, dass es „genau richtig" gemacht ist. Bei beiden Varianten ein wahrscheinliches Resultat: ständige Unzufriedenheit und Reizbarkeit plus zunehmende Erschöpfung.

Daher empfehle ich Ihnen als weiteres Experiment:

Experiment 3: Zweckgebunden gut genug statt perfekt!
Definieren Sie für sich selbst die neue Kategorie *zweckgebunden gut genug!* Natürlich müssen Sie diese inhaltlich für Ihren Arbeitsbereich, den ich ja nicht kenne, selbst füllen. Falls Sie in psychotherapeutischer Behandlung sind, kann Ihr Behandler oder Ihre Behandlerin Sie dabei unterstützen. Voraussetzung hierfür ist selbstverständlich, dass Sie die Notwendigkeit einer solchen Kategorie anerkennen – denn wenn alles 100%ig „genau richtig" ausfallen muss, bleibt ja kein Spielraum, um „die Latte etwas niedriger zu hängen"!

Ziel des Experiments wäre, 14 Tage lang die neue Kategorie umzusetzen: Sie könnten sich z. B. bei einem Arbeitsschritt überlegen, welches Resultat Kolleg*innen bereits als *zweckgebunden gut genug* akzeptieren würden, und den Arbeitsschritt bei dieser „Zielmarke" als beendet definieren, obwohl das Ergebnis Ihren üblichen Perfektionsansprüchen noch (lange) nicht genügt. Werden die Adressat*innen/Auftraggeber*innen/Vorgesetzten sich beschweren und Sie kritisieren? Werden Sie den für Sie völlig offensichtlichen Unterschied zu Ihren sonstigen Arbeitsresultaten überhaupt wahrnehmen? Wieder werden Sie selbst kurzfristig ein Nicht-genau-richtig-Erleben aushalten müssen, aber sofern Sie dies 14 Tage durchhalten, auch bemerken, dass es allmählich von Tag zu Tag etwas nachlässt. Falls Sie selbst zu den Vorgesetzten zählen, bestünde das Experiment darin, die Arbeit Ihrer Mitarbeiter*innen nicht zu kritisieren, sofern diese *zweckgebunden gut genug* ist, und – noch schwieriger – wenn möglich, mehr Arbeiten an Mitarbeiter*innen zu delegieren im Vertrauen darauf, dass sie diese Arbeiten *zweckgebunden gut genug* durchführen.

Eine Bilanz bitte ich Sie erst nach den 14 Tagen des Experiments zu ziehen.

Auswertung:

1. Wie gut (zu wie viel Prozent) ist es Ihnen gelungen, die Kategorie *zweckgebunden gut genug* für sich und/oder Ihre Mitarbeiter*innen so zu definieren, dass ein wahrnehmbarer Unterschied zu Ihren perfektionistischen Ansprüchen deutlich geworden ist?
2. Wie gut (zu wie viel Prozent) ist es Ihnen gelungen, Arbeitsschritte bei der Zielmarke *zweckgebunden gut genug* tatsächlich zu beenden?
3. Falls es Ihnen gelungen ist: Hat jemand den Unterschied in Ihren Arbeitsresultaten bemerkt oder kritisiert?
4. Falls Sie in einer Vorgesetztenposition sind: Wie gut (zu wie viel Prozent) ist es Ihnen gelungen, „nur" *zweckgebunden hinreichend gute* Arbeitsergebnisse Ihrer Mitarbeiter*innen zu tolerieren?
5. Falls Sie in einer Vorgesetztenposition sind, wie gut (zu wie viel Prozent) ist es Ihnen gelungen, etwas mehr Arbeiten an Ihre Mitarbeiter*innen zu delegieren im Vertrauen darauf, dass diese ihre Arbeit *zweckgebunden hinreichend gut* machen werden?
6. Auf einer Skala von 0 bis 10: Wie intensiv war Ihr Nicht-

genau-richtig-Erleben am Anfang und wie intensiv am Ende des Experiments?

Schritt 4: Vertrauen

Sehr gewissenhafte Menschen sind pflicht- und verantwortungsbewusst. Sofern sie angestellt sind, geht die Identifikation mit der Firma oder Behörde nicht selten so weit, dass sich dieses Verantwortungsgefühl nicht nur auf den eigenen Arbeitsbereich beschränkt. Kann es bei Ihnen vorkommen, dass Sie geneigt sind zu kontrollieren, ob auch Ihre Kolleg*innen sorgfältig und gründlich genug arbeiten? Sofern Sie selbst eine Vorgesetztenposition haben, tendieren Sie dazu, Ihre Mitarbeiter*innen engmaschig zu kontrollieren? Vielleicht so, wie auch Ihre Eltern Sie kontrolliert haben, um sicherzustellen, dass alles „regelkonform“ läuft? Das Motiv zur Kontrolle wäre in beiden Fällen die Vermeidung von Nicht-genau-richtig-Erleben. Konsequenz: Sowohl in der Kolleg*innen- als auch in der Vorgesetztenrolle produziert dies Mehrarbeit und zusätzlichen Stress, nicht zuletzt auch aufgrund der Verschlechterung des Betriebsklimas – niemand mag es, ständig misstrauisch beäugt zu werden und unterstellt zu bekommen, dass man ohne Kontrolliertwerden oder die „Knute“ des Chefs oder der Chefin nur darauf aus ist, „eine ruhige Kugel zu schieben“!

Die neuesten Studien zu den Folgen von Homeoffice im Kontext der Coronakrise kommen übrigens zu dem Schluss, dass im Homeoffice nicht weniger und auch nicht weniger effektiv als im Präsenzbetrieb gearbeitet wird! Hatte Lenin („Vertrauen ist gut, Kontrolle ist besser!“) vielleicht doch nicht recht?

Dies führt uns zum nächsten Experiment:

Experiment 4: Vertrauensvorschuss!
Geben Sie 14 Tage lang Ihren Kolleg*innen/Mitarbeiter*innen einen „Vertrauensvorschuss" und verzichten Sie – je nachdem, was Sie sich zutrauen, gänzlich oder teilweise – darauf, sie zu kontrollieren. Signalisieren Sie, dass Sie zwar bei Beratungsbedarf gerne unterstützen, ansonsten aber davon ausgehen, dass alle Mitarbeiter*innen *eigenverantwortlich* ihren Job machen. Ziehen Sie bitte eine Bilanz erst nach 14 Tagen.

Auswertung:
1. Wie gut (zu wie viel Prozent) ist es Ihnen gelungen, ganz oder teilweise auf Kontrollen zu verzichten?
2. Wie stark war die Versuchung, doch im alten Muster des Kontrollierens zu verharren?
3. Sofern Ihnen ein (teilweiser) Kontrollverzicht möglich war: Hat sich die Arbeitsproduktivität verändert?
4. Sofern Ihnen ein (teilweiser) Kontrollverzicht möglich war: Hat sich das Betriebsklima verändert?
5. Falls Ihnen ein (teilweiser) Kontrollverzicht möglich war: Wie intensiv waren Ihre Nicht-genau-richtig-Gefühle auf einer Skala von 0 bis 10 am ersten und am letzten Tag des Experiments?

Kapitel 6
Vorschläge zum Bereich Freizeit

Schritt 5: Balance finden

Bei sehr gewissenhaften Menschen besteht oft die Gefahr, dass Arbeit und Pflichterfüllung ihr Leben derart dominieren, dass ganz wenig oder gar keine Freizeit übrig bleibt. Oder die für die Freizeit reservierten Zeitzonen (der tägliche Feierabend, das Wochenende) werden von Arbeitstätigkeiten überwuchert, die „gerade noch" dringend erledigt werden müssen.

Von daher ist das nächste Experiment sehr naheliegend und schlicht:

Experiment 5: Freizeitreservate
Definieren Sie Ihre „Freizeitreservate" (Wochenende, Feierabend) und halten Sie diese 14 Tage lang konsequent arbeitsfrei! Innerhalb dieses Experiments wäre arbeitsfrei zunächst einmal nur verstanden als „frei von Arbeiten, die direkt oder indirekt mit Ihrer beruflichen Tätigkeit zusammenhängen". Es ginge also darum, keine berufliche Arbeit mit nach Hause zu nehmen oder am Arbeitsplatz keine Überstunden zu machen (wenn Sie angestellt arbeiten) oder (falls Sie selbstständig sind) Ihre Arbeitszeit so zu begrenzen, dass Sie sie beenden, sobald eine von Ihnen definierte Feierabendzeit beginnt, und die Wochenenden von beruflicher Arbeit freizuhalten.

Die Einrichtung von Freizeitreservaten wird Ihnen nur gelingen, wenn Sie die Devise „Erst die Arbeit, dann das Vergnügen!“ gerade nicht beherzigen, sondern im Gegenteil konsequent streichen! Denn Arbeit gibt es immer, der „leere Schreibtisch“ z. B. ist einfach eine Illusion (zumindest in meinem Leben). Oder auf „Neudeutsch“: Eine angemessene „Work-Life-Balance“, bei der neben der Arbeit auch Familie, Partnerschaft, Freundschaften, Hobbys, Entspannung, Lebensfreude, Kultur, Natur und Genuss zur Geltung kommen, ist nur möglich, wenn dafür auch grundsätzlich wichtige Arbeit unterbrochen, ausgesetzt, vertagt, liegen gelassen, aus Ihren Freizeitreservaten ausgesperrt wird. Das zu schaffen, was Ihnen nicht leichtfallen wird, ist schon einmal „die halbe Miete“ – wieso nur die halbe, dazu kommen wir beim nächsten Experiment. Lassen Sie uns aber zunächst einmal dieses Experiment auswerten:

Auswertung:

1. Wie gut (zu wie viel Prozent) ist es Ihnen gelungen, Ihre Freizeitreservate freizuhalten von beruflicher Arbeit?
2. Wie stark war die Versuchung, doch zuzulassen, dass berufliche Arbeitsthemen in die Freizeitreservate „hineinwuchern“?
3. Falls es Ihnen gelungen ist, sich an die Regeln des Experiments zu halten: Wie hat sich das damit zunächst verbundene „Nicht-genau-richtig-Erleben“ über die Zeit hinweg auf einer Skala von 0 bis 10 entwickelt?
4. Haben Sie innerhalb der 14 Tage auch positive Wirkungen des Experiments wahrgenommen? Haben Sie sich z. B. entspannter oder weniger erschöpft und gestresst erlebt?

Schritt 6: Der Spontaneität Raum geben

Nun zu der schon angedeuteten Frage: Wieso ist das Einhalten von Freizeitreservaten für eine verbesserte „Work-Life-Balance" lediglich „die halbe Miete"?

Viele Menschen mit gewissenhaftem Persönlichkeitsstil gehorchen der Maxime, dass sie auch ihre Zeit außerhalb der Erwerbsarbeit stets mit produktiven, sinnvollen Tätigkeiten füllen sollten. Sie sehen es sozusagen als ihre Pflicht an, keine Lebenszeit zu vergeuden, zu verplempern, nicht herumzugammeln oder zu faulenzen. Freizeitaktivitäten haben also unbedingt dieser Norm zu entsprechen! Sie müssen nützlich sein, sie dürfen z.B. ausschließlich der Gesundheit dienen (Sport, Wandern), der Selbstoptimierung und -perfektionierung (leistungsorientierter Sport, im Urlaub Kennenlernen fremder Kulturen zur Erhöhung der Allgemeinbildung, Erlernen einer Fremdsprache, Üben eines Musikinstruments, Lesen eines guten Buches, am besten eines Sachbuchs etc.) oder sonstigen Vernunftgründen. Solche normgerechten Freizeitaktivitäten gehören außerdem ordentlich und systematisch geplant, um eben keine Zeit zu vergeuden. Es geht nicht um die aufgezählten Freizeitaktivitäten selbst – die sind sämtlich völlig in Ordnung! Worauf ich hinaus will: Die Freizeit gerät Menschen mit gewissenhaftem Persönlichkeitsstil leicht zu einer Arbeit, sie fühlen sich verpflichtet, regelmäßig zu joggen, Vokabeln zu lernen, ihr Musikinstrument zu üben, ihren Urlaub durchzuplanen, um die Zeit bestmöglich zu nutzen!

Was Ihnen dagegen schwerfällt oder schlicht fremd ist, wäre: einmal „die Seele baumeln lassen", „die Füße hochlegen", „zur Ruhe kommen", „es sich gemütlich machen", den Tag nicht im Voraus planen, sondern ihn „auf sich zukommen lassen", spontan (d.h. ungeplant) „tun, wonach einem gerade ist“, im Urlaub „auch mal ein paar Stunden nur am Strand liegen“ oder „einfach einmal ziellos durch einen Urlaubsort schlendern“ und dabei seinen momentanen Impulsen folgen, z. B. sich ein Eis kaufen, sich einen Markt anschauen, mit Einheimischen ins Gespräch kommen oder in einem schönen Café Zeitung lesen.

In solchen Zuständen stünde Ihr Verhalten also nicht unter dem „Regime“ der Vernunft und der Norm, ständig „etwas Produktives, Sinnvolles und Nützliches“ zu tun, sondern würde motiviert durch Ihre aktuellen, spontanen Bedürfnisse. Schon im Rahmen Ihrer Erziehung haben Sie allerdings gelernt, zugunsten von „genau richtigen“ Normen, deren Einhaltung von den Eltern genauestens kontrolliert wurde, zur Vermeidung von Bestrafung eigene Bedürfnisse zurückzustellen („brav“ zu sein) und schließlich sie erst gar nicht mehr wahrzunehmen. Sie stellen sich immer zuallererst die Frage, was Sie tun sollten (oder keinesfalls tun dürfen), und fast nie die Frage, was Sie tun wollen. Um es einmal drastisch auszudrücken: Ihre Erziehung war nicht selten darauf ausgerichtet, Ihren Willen „zu Ihrem Besten“ zu brechen! „Ich will das nicht mehr essen!“, sagt das Kind. „Man muss den Teller leer essen!“, insistieren die Eltern. „Ich will spielen“, sagt das Kind. „Du musst erst die Hausaufgaben machen!“, insistieren die Eltern. Natürlich ist es manchmal in der Erziehung notwendig, Kinder auch einmal zu begrenzen. Andererseits hat es aber auch einen gesunden Aspekt, wenn Kinder „ihren Willen bekommen wollen“. Sie haben zuvor nämlich etwas gut wahrgenommen, in den Beispielen ihr bereits vorhandenes Sättigungsgefühl bzw. ihr Bedürfnis zu spielen. Dementsprechend bräuchte es daher idealerweise Eltern, die sowohl Grenzen setzen können als auch die Bedürfnisse ihrer Kinder ernst nehmen und wohlwollend auf sie eingehen können! Wie soll das gehen? Nehmen wir einmal das Beispiel „erst Hausaufgaben, dann Spielen!“ (siehe oben: „Erst die Arbeit, dann das Vergnügen!“). Man könnte dem Kind sagen: „Wir können ja mal ausprobieren, wie das klappt, erst zu spielen und die Hausaufgaben danach zu machen. Wenn es gut klappt, darfst du dir in Zukunft die Reihenfolge aussuchen. Wenn du nach dem Spielen herumtrödelst und dich vor den Hausaufgaben drückst, ist es besser, in Zukunft die Hausaufgaben zuerst zu machen.“ Dadurch würde Spielen als Bedürfnis ernst genommen und bekäme nicht den negativen Beigeschmack von etwas, was nur bei der Pflichterfüllung stört! So würde etwas verhindert, was die Eltern von sehr gewissenhaften Menschen häufig in der Erziehung „züchten“ – die Entfremdung ihrer Kinder von den eigenen Bedürfnissen aufgrund einer Einengung, die Normabweichungen bestraft.

Diese Überlegungen führen uns zum nächsten Experiment:

Experiment 6: Spontanen Bedürfnissen Raum geben

Gestatten Sie sich 14 Tage lang täglich eine „Auszeit“ von der Norm, auch in der Freizeit stets etwas Produktives, Sinnvolles, Nützliches tun zu müssen. An den Arbeitstagen mindestens eine Stunde, samstags und sonntags mindestens zwei Stunden. Legen Sie die Zeiträume im Vorhinein fest, aber planen Sie nichts für diese Zeit ein. Beginnen Sie Ihre „Auszeit“ jeweils damit, sich in aller Ruhe z. B. auf die Couch zu setzen und Ihren momentanen Bedürfnissen nachzuspüren. Falls Gedanken hochkommen, was alles noch vernünftigerweise zu tun wäre, was noch zu planen oder zu erledigen wäre, wenn sich Grübeleien oder Sorgen aufdrängen, akzeptieren Sie diese Gedanken („es ist in Ordnung, dass es euch gibt“), aber lassen Sie sie vorbeiziehen, lassen Sie sie los und vertagen Sie sie auf später.

Dann wenden Sie sich wieder der Frage zu, wonach Ihnen spontan ist. Das „Umschalten“ auf diese Frage ist natürlich für Sie sehr ungewohnt. Es kann daher durchaus vorkommen, dass sich zunächst einmal ein Gefühl der Leere einstellt. Erschrecken Sie nicht hierüber und haben Sie Geduld mit sich. Nach einer Weile wird sich mit Sicherheit irgendein Wunsch herauskristallisieren. Welcher dann auftaucht, müssen Sie nicht im Vorhinein wissen – lassen Sie sich einmal von sich selbst überraschen! Beispiele, die Patient*innen mir berichtet haben: gemütlich Zeitung lesen, ein bestimmtes Musikstück anhören, sich massieren lassen, ein Spiel spielen, das man schon lange nicht mehr gespielt hat, einen Spaziergang im Wald oder in der Stadt machen, etwas Bestimmtes essen oder trinken, singen, ein „nutzloses“ Buch lesen, sich alte Fotos anschauen, ziellos über einen Flohmarkt schlendern oder auch: „Einmal gar nichts tun!“. Es darf alles Mögliche sein, nur nicht nützlich!

Aber Vorsicht: Tricksen Sie sich nicht selbst aus, indem Sie eine nützliche Pflicht als Wunsch oder Bedürfnis „verkleiden“ (z.B. „Ich hätte gerade richtig Lust, den Rasen zu mähen!“). Vernunft- und pflichtgesteuert handeln Sie ja im Alltag sowieso überwiegend, bei diesem Experiment geht es darum, sich hiervon eine Auszeit zu nehmen und Ihren spontanen Bedürfnissen auch einmal Raum zu geben!

Auswertung:

1. Wie gut (zu wie viel Prozent) ist es Ihnen gelungen, die von mir vorgeschlagenen Auszeiten einzuhalten?
2. Wie intensiv, auf einer Skala von 0 bis 10, war Ihr Nicht-genau-richtig-Erleben zu Beginn unseres Experiments, als Sie sich darauf eingelassen haben, etwas nicht Nützliches auszuprobieren? Und wie intensiv am Ende des Experiments?

3. Wie ist es Ihnen während der Auszeiten von der Vernunft- und Pflichtsteuerung gegangen?
4. Haben Sie etwas Neues für sich entdeckt? Oder auch ein „altes“ Bedürfnis, das vielleicht schon jahrelang verschüttet war?

Kapitel 7
Vorschläge zum Bereich Entscheidungen

Schritt 7: Bauchgefühl

Brauchen Sie sehr lange, um zu Entscheidungen zu kommen? Geht Ihr Drang, Nicht-genau-richtig-Erleben zu vermeiden, so weit, dass er auch bei kleinen Alltagsentscheidungen zu langwierigen Grübeleien führt (Was ziehe ich heute an? Mache ich heute zuerst X oder zuerst Y?)? Haben Sie häufig auch nach Entscheidungen „keine Ruhe", weil Sie auch noch im Nachhinein unsicher sind und darüber grübeln, ob Sie wirklich die richtige Entscheidung getroffen haben? Zögern Sie Entscheidungen häufig hinaus mit dem Argument, Sie hätten noch nicht genug Informationen gesammelt? Wenn Sie mindestens eine dieser Fragen bejahen, lade ich Sie zu folgendem Experiment ein:

Experiment 7: Entscheiden nach „Bauchgefühl"
Probieren Sie es aus, 14 Tage lang „kleine" Entscheidungen spontaner zu treffen und Ihre Erfahrungen damit zu beobachten. Statt zu solchen Entscheidungen sehr „kopfgesteuert" über die Gegenüberstellung von Pro- und Kontra-Argumenten und erst in einem oft auch quälend zähflüssigen Abwägungsprozess zu gelangen, sollten Sie hierbei auf Ihr erstes „Bauchgefühl" achten – welche Option zieht Sie als erste an?

Üblicherweise würden Sie diese Option wahrscheinlich erst einmal nicht wählen bzw. gleich verwerfen und noch eine Reihe von Alternativen in Betracht ziehen. Wagen Sie es dieses Mal, Ihrer ersten Option zu vertrauen – auch wenn sich, was sehr wahrscheinlich ist, sofort ein Nicht-genau-richtig-Erleben einstellt. Beobachten Sie im Tagesverlauf, ob und wie sich Ihr Nicht-genau-richtig-Erleben verändert, z. B. allmählich abschwächt, wenn Sie die Entscheidung rasch auf der Basis Ihres ersten „Bauchgefühls" getroffen haben.
Beispiele wären:

- ✧ Was ziehe ich heute Morgen an?
- ✧ Mit welchem Schritt beginne ich den Arbeitstag?
- ✧ Welches Gericht bestelle ich im Restaurant?
- ✧ Welche Kaufentscheidung treffe ich bei einem Gegenstand, der nicht besonders viel kostet?

Vielleicht fragen Sie sich, was überhaupt mit „Bauchgefühl" gemeint ist: Wenn uns eine Option spontan anzieht, zeigt sich dies häufig in sogenannten somatischen Markern: Wenn Sie z. B. Ihre E-Mails abrufen und sich die Liste der neu hereingekommenen E-Mails anschauen, wird schon der Sendername oder Betreff einer Nachricht „automatisch" und in Sekundenbruchteilen eine bestimmte emotionale Tönung oder ein bestimmtes Körpergefühl auslösen. Alle Erfahrungen, die Sie im Laufe Ihres Lebens gemacht haben, also auch die Erfahrungen, die Sie mit unterschiedlichen „Sendern" Ihrer E-Mails gemacht haben, sind nämlich in Ihrem emotionalen Erfahrungsgedächtnis abgespeichert und werden in entsprechenden Auslösesituationen abgerufen, und zwar in Form körperlicher Signale, sogenannte somatische Marker, die auf ihren bisherigen emotionalen Erfahrungen beruhen und entweder eine positive oder eine negative emotionale Einfärbung aufweisen. Auch in Situationen, in denen Sie vor einer Entscheidung stehen und sich die Entscheidungsoptionen in Ihrer Vorstellung innerlich vor Augen führen, reagieren Sie sozusagen intuitiv auf der Ebene körperlicher Signale, umgangssprachlich eben auf der Ebene des „Bauchgefühls", lange bevor Sie „kopfgesteuert" über Pro- und Kontra-Argumente nachgedacht haben. Evolutionär war ein Sich-Verlassen auf solche somatischen Marker von Überlebensvorteil, da es *schnelle* Entscheidungen unter Rückgriff auf bereits im emotionalen Erfahrungsgedächtnis abgespeichertes Wissen ermöglichte. Unsere somatischen Marker signalisieren uns körperlich, ob wir uns einer Entscheidungsoption annähern oder sie vermeiden sollten. Die entsprechenden Körperempfindungen sind für jeden Menschen individuell: So könnte eine körperliche Empfindung in Richtung der Annäherung an eine Entscheidungsoption z.B. ein Kribbeln oder ein warmes Gefühl im Bauch sein oder eine entspannte Körpermuskulatur, aber auch etwas ganz anderes, eine Empfindung in Richtung der Vermeidung wie ein Engegefühl in der Brust oder ein Kältegefühl in den Händen. Somatische Marker helfen bei der Überprüfung, ob wir auch emotional voll hinter einer Entscheidung stehen.

Ich gehe davon aus, dass Sie bisher die Information, die Ihre somatischen Marker Ihnen vermittelt haben, zur Entscheidungsfindung kaum genutzt haben, sondern sich in erster Linie auf „vernünftige" Pro- und Kontra-Argumente gestützt haben. Gerade bei wichtigeren Entscheidungen wird es allerdings häufig sowohl Pro- als auch Kontra-Argumente geben, die schwer zu gewichten sind. Was nun tun, wenn es gute Vernunftgründe für und gegen eine Entscheidung gibt? Wenn Sie nach Erstellen einer detaillierten Pro- und Kontra-Liste also

„genauso schlau wie vorher“ und genauso unsicher bezüglich Ihrer Entscheidung sind? Für die meisten Menschen würde dann letztlich ihr „Bauchgefühl“ den Ausschlag geben.

Für dieses Experiment beschränken wir uns allerdings auf „kleine“ Entscheidungen, um Ihnen die Möglichkeit zu geben, zunächst einmal im Alltag zu üben, sich mit den eigenen – wie bereits gesagt individuellen – somatischen Markern vertraut zu machen. Besonders gewissenhafte Menschen empfinden nämlich häufig auch dann eine „Qual der Wahl“, wenn es gar nicht darum geht, eine besonders „vernünftige“ oder gar eine schwerwiegende Entscheidung zu treffen – vielmehr sind bei ihnen quasi fast alle Entscheidungen betroffen, da selbst in Entscheidungssituationen, die anderen Menschen banal erscheinen, der Anspruch besteht, die „genau richtige“ Entscheidung zu treffen.

Wie eine solche Übung aussähe, möchte ich Ihnen an der Situation „italienisches Restaurant“ verdeutlichen. Die Ausgangsfrage wäre: Pizza oder Pasta? Sie schließen kurz die Augen, stellen sich vor, eine Pizza zu bestellen, und achten auf Ihre somatischen Marker, d. h., Sie nehmen wahr, welche körperlichen Signale durch diese Vorstellung ausgelöst werden. Gehen diese somatischen Marker eher in eine positive oder eher in eine negative Richtung? Danach stellen Sie sich vor, ein Nudelgericht zu bestellen, und achten wieder auf Ihre körperliche Resonanz. Positiv oder negativ? Es geht also schlicht darum, worauf Sie mehr Lust haben. Das gleiche Vorgehen wiederholen Sie, nachdem Sie sich für Pizza oder Pasta entschieden haben, bezogen auf die Frage, welche Pizza bzw. welches Nudelgericht Sie auswählen möchten.

Dieses kurze Innehalten, um die eigene körperliche Resonanz auf eine Entscheidungsoption wahrzunehmen, ist etwas anderes als „kopfgesteuert“ über die Vor- und Nachteile von

Pizza oder Pasta *nachzugrübeln*. Es braucht dazu ein gewisses Grundvertrauen darin, dass Ihr Körpergefühl Ihnen wichtige Signale gibt, und eine aufmerksame Selbstwahrnehmung Ihres Körpergefühls. In diesem Experiment geht es vor allem darum, diese aufmerksame Selbstwahrnehmung einzuüben anhand „kleiner" Entscheidungssituationen, die Ihnen persönlich schwerfallen. Natürlich kann es sein, dass die Auswahl zwischen Pizza und Pasta für Sie überhaupt kein Problem darstellt, das Beispiel soll nur verdeutlichen, worum es geht. Vielleicht stehen Sie stattdessen morgens vor Ihrem Kleiderschrank und können sich schwer entscheiden, was Sie heute anziehen sollen, oder es bietet sich ein ganz anderes „kleines" Entscheidungsproblem als Übungssituation an, um das Achten auf somatische Marker einzuüben.

Um es noch einmal zusammenzufassen: Wählen Sie 14 Tage lang täglich ein „kleines" Entscheidungsproblem aus (d. h., es kann 14-mal die gleiche Situation sein, aber auch mehrere unterschiedliche Situationen oder im Extrem jeden Tag eine andere, auch das ist möglich!). Halten Sie kurz inne, stellen Sie sich die jeweilige Entscheidungsoption innerlich vor und beobachten Sie aufmerksam Ihre körperliche Resonanz. Sagen Ihre somatischen Marker ja oder nein zu dieser Option? Gleicher Prozess gilt für die Alternativoption(en). Danach: *rasche* Entscheidung.

Machen Sie sich klar, dass das achtsame Wahrnehmen Ihrer eigenen Körpersignale für Sie etwas Neues ist und erst einmal geübt werden muss. Falls es also am Anfang des Experiments noch nicht gleich auf Anhieb klappt, ist das kein Beinbruch, sondern völlig normal. Haben Sie also Geduld mit sich selbst, mit der Zeit werden Sie Ihre körperliche Resonanz auf die Entscheidungssituation zunehmend besser spüren können!

Auswertung:

1. Haben Sie im Verlauf der 14 Tage einen Übungsfortschritt festgestellt und Ihre „somatischen Marker" allmählich besser identifizieren können?
2. Wie gut (zu wie viel Prozent) ist es Ihnen gelungen, in diesen 14 Tagen „kleine" Entscheidungen rasch aufgrund Ihres „Bauchgefühls" zu treffen?
3. Wie ist es Ihnen nach solchen „Bauchentscheidungen" gegangen? Hatten Sie mit nachträglichem Nicht-genau-richtig-Erleben zu kämpfen?
4. Falls ja, wie intensiv, auf einer Skala von 0 bis 10, war Ihr Nicht-genau-richtig-Erleben am ersten Tage des Experiments und wie hat es sich im weiteren Verlauf entwickelt?

Kapitel 8
Vorschläge zum Bereich Lebenszufriedenheit

Schritt 8: Mitgefühl mit sich selbst

Ein extremer Perfektionismus, der sich sowohl auf die eigenen Ansprüche an sich selbst erstreckt als auch auf die Ansprüche, die man an seine Mitmenschen stellt, macht es sehr schwierig, einen inneren Zustand der Zufriedenheit zu erleben. Weder bei sich selbst noch bei den Mitmenschen findet man in der Regel alles „genau richtig“. Der perfektionistische Blick ist ein sehr strenger, geradezu unbarmherziger und stets in irgendeiner Weise *bewertender* Blick, der Fehler und Mängel schwer verzeiht.

Insofern ist Perfektionismus ein Feind der Selbstakzeptanz. Wenn Sie nämlich von sich Perfektion in jeder Hinsicht erwarten, dürfen Sie sich natürlich *nie* auch einmal selbst „auf die Schulter klopfen“! Denn wie alle Menschen sind eben auch Sie nicht perfekt und haben Ihre Ecken und Kanten, Ihre Stärken und Schwächen. Ein prominenter US-amerikanischer Psychotherapeut, Robert Leahy, fasst das humorvoll überzeichnend in dem Spruch zusammen: „I'm not okay, you're not okay, but that's okay!“ Ich nehme an, dass Sie selbst vielleicht die beiden ersten Teilsätze leicht bejahen können („I'm not okay, you're not okay“), während Sie den Schlussteil, dass diese „Unvollkommenheit“ aller Menschen nämlich *in Ord-*

nung ist („but that's okay!"), womöglich nur schwer über die Lippen bringen! Leahy plädiert also für einen milderen Umgang mit den eigenen Fehlern und Schwächen, aber auch mit den Fehlern und Schwächen der Mitmenschen.

Bezogen auf Sie selbst braucht es, quasi als Gegenmittel zum rigiden Perfektionismus, eine kräftige Dosis *Selbstmitgefühl*. Lassen Sie uns zunächst betrachten, was damit mit Blick auf Ihre Lebensgeschichte gemeint ist: Nicht etwa, sich in Selbstmitleid zu suhlen! Sondern lediglich im Rückblick auf Ihr bisheriges Leben anzuerkennen und zu würdigen, dass Sie es nicht immer leicht hatten: So sind Sie vielleicht von Ihren Eltern sehr streng kontrolliert, kritisiert oder sogar abgewertet worden, wenn Sie etwas nicht „genau richtig" gemacht haben. Zuwendung haben Sie vielleicht nur als seltenes Lob als Reaktion auf Leistung oder „Bravsein" (bedingte Zuwendung) bekommen und nicht als unbedingte Zuwendung im Sinne von „Liebe als Geschenk". Auch wenn Ihre Eltern es gut gemeint haben mögen, z. B. so streng waren, um Ihnen Unheil zu ersparen oder Sie zu einem „anständigen Menschen" zu erziehen: Das Resultat ist, dass Sie sich selbst nicht *als Gesamtperson* so akzeptieren können, wie Sie sind – sondern nur ausnahmsweise dann, wenn Sie alles „genau richtig" gemacht haben!

Diese Überlegungen führen uns zum nächsten Experiment:

Experiment 8: Selbstmitgefühl

Lassen Sie in Ihrer Vorstellung Ihre Kindheit Revue passieren. Stellen Sie sich konkrete Szenen aus Ihrer Kindheit so plastisch wie möglich vor und fühlen Sie sich ein in das Kind, das Sie damals waren. Versuchen Sie, im Rückblick Mitgefühl für sich selbst als Kind zu empfinden: z. B. für das Kind, das immer wieder Angst vor Bestrafung für Fehler oder nicht den Regeln entsprechendes Verhalten hatte, das sich immer wieder anstrengen musste, um sich durch makellose Leistungen oder Bravsein zu erarbeiten, sich zugehörig und geborgen fühlen zu dürfen, das letztlich durch die sehr strenge Erziehung erbarmungslos streng mit sich selbst geworden ist. Ihr Perfektionismus ist auch aus Ihrer inneren Not als Kind heraus entstanden. Machen Sie sich klar: Diese Lebensgeschichte ist mit verantwortlich dafür, dass es Ihnen so schwerfällt, mit sich selbst *zufrieden* zu sein, dafür, dass Ihnen in Ihrer Selbstbewertung *nichts gut genug* ist.

Überprüfen Sie, ob Sie diesen erbarmungslos strengen Persönlichkeitsanteil genau so behalten wollen – oder ob Sie eine größere Lebenszufriedenheit erreichen könnten, wenn Sie diese perfektionistische, übermäßig selbstkritische und mächtige Seite etwas relativieren könnten. In der Psychotherapie nennt man diese bei Ihnen so dominante und unerbittliche Seite den „inneren Kritiker" bzw. die „innere Kritikerin". Innere Kritiker*innen vertreten massiv die negativen „Botschaften", die man von den Eltern oder anderen wichtigen Bezugspersonen ganz direkt oder zwischen den Zeilen vermittelt bekommen und verinnerlicht hat. In Ihrem Fall sind sie sozusagen Personifizierungen des Nicht-genau-richtig-Erlebens: Sie kritisieren Sie heftig, stauchen Sie zusammen, ihnen ist nichts gut genug, sie treiben Sie zu immer noch größeren Anstrengungen an, doch noch die Perfektion zu erreichen. Aber Sie tragen auch einen alternativen Persönlichkeitsanteil in sich, den man den „wohlwollenden Begleiter" bzw. die „wohlwollende Begleiterin" nennt. Ihre wohlwollenden Begleiter*innen kommen bisher nur selten gegen Ihre mächtigen inneren Kritiker*innen an, aber es gibt sie und Sie können lernen, sie klarer zu spüren und zur Geltung kommen zu lassen, wenn Sie sich eine Chance dazu geben. Vielleicht haben Sie Ihren wohlwollenden Begleiter bzw. Ihre wohlwollende Begleiterin ein Stück weit in der Vorstellungsübung spüren können, wenn Sie im Rückblick als erwachsene Person Ihre innere Not als Kind mitfühlen konnten – in dem Moment waren Sie als erwachsene Person selbst ein „wohlwollender Begleiter“ bzw. eine „wohlwollende Begleiterin“ für Ihr „inneres Kind“.

Vielleicht gab es auch in Ihrer Kindheit einen wohlwollenden Begleiter bzw. eine wohlwollende Begleiterin, einen Menschen, der ganz anders mit Ihnen umgegangen ist als die Eltern, der milder, zugewandter, schützender, mehr Geborgenheit spendend, nicht so bewertend, sondern annehmend war, der Sie an keiner Messlatte gemessen hat, sondern Sie ganz so genommen und gemocht hat, wie Sie waren. Stellen Sie sich vor, wie diese Person mit Ihnen als Kind gesprochen hat und welche Botschaften Sie Ihnen vermittelt hat. Welche Botschaft war für Sie persönlich besonders wichtig? Das kann etwas ganz Einfaches sein, z. B.: „Schön, dass du da bist!“ Auch wenn Sie in Ihrer Erinnerung keine solche konkrete Person finden, sind Sie nicht verloren: Sie können symbolische wohlwollende Begleiter*innen für sich erfinden – der Fantasie sind da keine Grenzen gesetzt, das könnte auch ein Tier sein (in Ihrer Vorstellung oder ganz konkret als Stofftier) oder ein unpersönliches Symbol. So hat eine meiner Patientinnen sich als wohlwollenden Begleiter einen starken, gutherzigen Bären gewählt, in dessen Armen sie immer vorbehaltlos willkommen war. Welche Botschaften genau der wohlwollende Begleiter bzw. die wohlwollende Begleiterin ausspricht, ist natürlich sehr individuell. Schreiben Sie sich die für Sie passenden wohlwollenden Botschaften auf ein Kärtchen, das Sie z. B. im Geldbeutel immer bei sich haben und sich immer wieder durchlesen können, oder pinnen Sie diese Botschaften an eine gut sichtbare Stelle an die Wand, z. B. neben den Badezimmerspiegel, sodass Sie sich immer wieder an sie erinnern können.

Zusätzlich biete ich Ihnen weitere Botschaften an, die in eine wohlwollende Richtung gehen und die Sie ebenfalls auf sich wirken lassen können, wenn sie für Sie persönlich passend sein sollten:

- ✧ Auch wenn ich meine Stärken und Schwächen, meine Ecken und Kanten habe, darf ich mir erlauben, zufrieden mit mir zu sein. Es reicht, wenn ich mich bemühe, meine Sache gut zu machen, Perfektion ist unrealistisch. Gut ist gut genug, und „genau richtig“ ist nicht wichtig!
- ✧ Alle Menschen machen Fehler und das ist verzeihlich. Irren ist menschlich.
- ✧ Liebe ist ein Geschenk. Ich muss sie mir nicht verdienen oder erarbeiten.
- ✧ Auch wenn ich nicht perfekt bin – trotzdem habe ich meine positiven Seiten und Kraftquellen entwickelt, auf die ich stolz sein darf.

Für die Vorstellungsübung (Rückblick auf Ihre Kindheit) sollten Sie sich genügend Zeit lassen, mindestens eine halbe Stunde. Im Anschluss sollten Sie sich eine weitere halbe Stunde Zeit nehmen, um sich die Botschaften Ihres inneren Kritikers bzw. Ihrer inneren Kritikerin und – im Kontrast hierzu – auch die Botschaften Ihres wohlwollenden Begleiters bzw. Ihrer wohlwollenden Begleiterin aufzuschreiben. Diesen Übungsdurchgang sollten Sie innerhalb der 14 Tage des Experiments möglichst mehrfach wiederholen, z. B. am 1., am 4., am 8. und am 12. Tag.

Die individuellen Botschaften Ihres wohlwollenden Begleiters bzw. Ihrer wohlwollenden Begleiterin und auch meine Vorschläge für wohlwollende Botschaften bitte ich Sie, sich 14 Tage lang täglich einmal durchzulesen und, besser noch, laut vorzulesen. Sie werden Ihnen am Anfang vielleicht noch sehr fremd und ungewohnt vorkommen – oder Sie werden das Gefühl haben, nicht „voll dahinterzustehen". Führen Sie die Übung bitte trotzdem weiter durch und beobachten Sie, was sich dadurch verändert.

In einer Psychotherapie wird Ihr Therapeut bzw. Ihre Therapeutin die Auseinandersetzung mit Ihrer Kindheit sicherlich noch stärker vertiefen, als es mit dieser kleinen Übung möglich ist.

Die Forschung zeigt uns, dass Selbstmitgefühl nicht nur im Rückblick auf Ihre Lebensgeschichte wichtig ist, sondern auch generell: Wer gelernt hat, sich selbst im Alltag und auch dann, wenn es im Leben einmal nicht so glatt läuft, wohlwollend, mitfühlend, verzeihend und mit Nachsicht zu behandeln, leidet seltener unter Ängsten, Depressionen und emotionalem Stress, beugt einem Burn-out vor und erholt sich leichter von Schicksalsschlägen als jemand, der sich selbst überkritisch und unnachsichtig begegnet.

Selbstmitgefühl hilft Ihnen, aus zu starker Selbstkritik und dem damit verbundenen „Kampf gegen sich selbst" auszusteigen. Versuchen Sie, eine innere Haltung einzunehmen, wie sie schon Buddha empfohlen hat: „Du, genauso wie jeder andere Mensch auf der Welt, verdienst es, geliebt und angenommen zu werden." Versuchen Sie also, sich selbst so zu behandeln, wie Sie Ihren besten Freund oder Ihre beste Freundin behandeln würden, also wohlwollend, nachsichtig und geduldig! Machen Sie sich klar, dass wir alle in einem Boot sitzen, dass alle Menschen Fehlschläge und Niederlagen zu verkraften haben. Die Aussage „Das kann ja wieder mal nur mir passieren!“ ist dementsprechend schlicht falsch!

Auswertung:

1. Wie ist es Ihnen mit der Vorstellungsübung (Rückblick auf Ihre Kindheit) gegangen?
2. In welchem Ausmaß hat sie Selbstmitgefühl aktiviert?
3. Konnten Sie einen wohlwollenden Begleiter bzw. eine wohlwollende Begleiterin für sich finden oder erfinden (d.h. entweder eine konkrete Person aus Ihrem bisherigen Leben oder ein entsprechendes Symbol)?
4. Haben Sie sich typische Botschaften Ihres wohlwollenden Begleiters bzw. Ihrer wohlwollenden Begleiterin aufgeschrieben?
5. Haben Sie sich täglich diese wohlwollenden Botschaften und auch zusätzlich die von mir vorgeschlagenen Sätze laut vorgelesen? Wie haben Sie diese Übung erlebt? Hat sich im Verlauf der 14 Tage etwas verändert?
6. Auf einer Skala von 0 bis 10: Wie stark war Ihr Nicht-genau-richtig-Erleben am Beginn dieses Experiments beim täglichen lauten Vorlesen der wohlwollenden Sätze und wie hat es sich im weiteren Verlauf verändert?

Schritt 9: Wohlwollen

Wenden wir uns nun einem weiteren Punkt zu, der Ihre Lebenszufriedenheit beeinträchtigt: Zur äußerst strengen und extrem selbstkritischen Bewertung der eigenen Person kommt bei vielen Menschen mit gewissenhaftem Persönlichkeitsstil eine ebenso strenge und perfektionistische Bewertung von

Fehlern und Eigenschaften der Mitmenschen hinzu. Wenn dies bei Ihnen der Fall ist, neigen Sie dazu, Ihre Mitmenschen ziemlich hart und erbarmungslos zu verurteilen, wenn diese aus Ihrer Sicht leistungsbezogen oder moralisch versagen, und erachten deren von Ihren Normen und Regeln abweichendes Verhalten als *bestrafungswürdig*. Im Grunde gehen Sie mit Ihren Mitmenschen genauso hart um wie mit sich selbst. Zu sehen, wie andere Menschen sich aus Ihrer Sicht leistungsbezogen oder moralisch „nicht genau richtig" verhalten, löst sozusagen das gleiche Störgefühl aus, das entsteht, wenn Sie Ihren eigenen perfektionistischen Ansprüchen nicht genügen. Der Drang, dieses Nicht-genau-richtig-Erleben schnellstmöglich zu reduzieren, kann nun verschiedene Impulse auslösen: die Verantwortlichen direkt zu bestrafen, wenn Sie, z. B. als Vorgesetzter oder Vorgesetzte, dazu in der Lage sind; sie wütend aufzufordern, ihr Verhalten zu verändern; sie über das „genau richtige" Verhalten zu belehren, d. h., sie sozusagen zu Ihrer perfektionistischen Sichtweise hin zu „missionieren"; bei Dritten darüber zu schimpfen, dass X sich wieder einmal unmöglich aufgeführt hat (z. B. schlampig, nicht gründlich oder sorgfältig genug, moralisch verkommen); oder den Ärger hierüber in sich hineinzufressen. Sie wünschen sich, dass auch der Rest der Welt sich den gleichen Normen und Regeln verpflichtet fühlt wie Sie selbst – und Sie spüren, dass dies ganz überwiegend nicht der Fall ist und Sie mit Ihren „Missionierungsversuchen" selten auf Gegenliebe stoßen. Sie erleben sich vielleicht als „einsamen Kämpfer" oder „einsame Kämpferin" für das „genau Richtige". Das wiederum ist sehr frustrierend und trägt wesentlich zu Ihrer Lebensunzufriedenheit bei.

Wie können Sie es schaffen, mit Ihren Mitmenschen milder umzugehen und Ihnen Fehler und Unzulänglichkeiten zu verzeihen? Das dürfte Ihnen nur gelingen, wenn Sie gelernt haben, auch mit sich selbst milder umzugehen. Wir dürfen also durchaus hoffen, dass mehr Milde mit Ihnen selbst den Folgeeffekt mit sich bringt, auch andere in einem weniger strengen Licht betrachten zu können.

Darüber hinaus sollten Sie sich bewusst machen, dass Ihr Aufmerksamkeitsfokus auf das „nicht genau Richtige" Ihren Blick auf Ihre Mitmenschen eher *verengt:* So als ob es primär darauf ankommt, dass andere im Sinne Ihrer Regeln und Normen *funktionieren* – und alle anderen Aspekte ihrer Persönlichkeit nebensächlich sind. So als ob, egal ob andere funktionieren und dadurch ein Nicht-genau-richtig-Erleben bei Ihnen ausbleibt, oder ob sie gerade nicht funktionieren und daher dieses Störgefühl auslösen, gar keine zusätzliche Neugier darauf vorhanden ist, was das *ansonsten* für Menschen sind.

Ein Beispiel: Nehmen wir einmal an, Sie bekommen mit, dass eine Kollegin oder ein Ihnen untergeordneter Mitarbeiter derzeit nicht so effizient arbeitet wie üblich. Mit einem durch Ihr Nicht-genau-richtig-Erleben *verengten* Blick aufs „Funktionieren" dieses Mitmenschen werden Sie sich vielleicht sehr schnell darüber ärgern, sie bzw. ihn als faul, schlampig, nachlässig etc. verurteilen oder ihr bzw. ihm sogar unterstellen, absichtlich schlecht zu arbeiten (z. B. „Die bzw. der will nur Arbeit an mich abdrücken!"). Mit einem *ganzheitlichen* Blick, der auch die Hintergründe der Minderleistung mit einbezieht, werden Sie viel eher realisieren, dass sich diese vielleicht durch einen Todesfall in der Familie oder eine Ehekrise erklärt, dass es also *mildernde Umstände* gibt, die Sie fairerweise bei Ihrem Urteil über die Person berücksichtigen sollten.

Worauf ich hinaus will: Das Störgefühl des Nicht-genau-richtig-Erlebens nimmt Sie so stark ein, dass Ihre durchaus vorhandene Fähigkeit, sich in die Lage Ihres Gegenübers zu versetzen und einzufühlen (d. h. Ihre Empathie), blockiert wird. Dadurch wird es wahrscheinlicher, dass Sie zu voreiligen Schlüssen und Schuldzuweisungen an Ihr Gegenüber kommen und den drängenden Impuls haben, die entsprechende Person für ihr Fehlverhalten zu bestrafen.

Diese Überlegungen führen uns zum nächsten Vorschlag:

Experiment 9: Ein wohlwollender Blick auf Ihre Mitmenschen

Wenn Sie sich in den nächsten 14 Tagen dabei ertappen, einmal wieder einen Mitmenschen in Bausch und Bogen wegen seines Fehlverhaltens zu verurteilen, halten Sie bitte einen Augenblick inne und versuchen Sie, sich in die Lage der Person zu versetzen, ihre Perspektive zu übernehmen und wenn möglich sogar Empathie und Mitgefühl für sie zu aktivieren. Stellen Sie sich hierzu folgende Fragen:

1. Handelt mein Gegenüber wirklich aus einem bösartigen Motiv oder einem Charakterfehler heraus oder sogar bewusst, um mir einen Schaden zuzufügen?
2. Oder gibt es durchaus „mildernde Umstände", z. B. aktuell schwierige Lebensereignisse, aufgrund derer die Person „fehleranfälliger" als sonst ist, und die mit mir gar nichts zu tun haben? Oder hat die Person es sogar so gut gemacht, wie sie es eben konnte, und ist ohne eigenes Verschulden vielleicht gar nicht in der Lage, es besser zu machen? Könnte ich diese Faktoren verstehen und das Verhalten der Person daher milder beurteilen?
3. Kann ich mich daran erinnern, dass Fehler menschlich und daher eben gerade nicht „unverzeihlich" sind?
4. Lohnt es sich wirklich, sich aus der Position eines unerbittlichen Richters verbissen und ausdauernd über Fehler

meiner Mitmenschen aufzuregen, oder gehe ich dadurch in die „Falle“ der „Ärgerinflation“ (siehe Kap. 1.6), d.h., kostet mich diese Haltung nicht viel zu viel? Sinkt meine Lebensqualität nicht beträchtlich, wenn ich ständig verurteile und mich ärgere?

5. Könnte es sogar sein, dass ein Teil meines Ärgers manchmal daher rührt, dass ich insgeheim auch etwas Neid auf Menschen verspüre, die sich das Leben leichter machen als ich?
6. Bewirkt es wirklich etwas, wenn ich andere für aus meiner Sicht falsches Verhalten bestrafe? Oder muss ich nicht anerkennen, dass viele Menschen ganz andere Vorstellungen davon haben, was im Leben wichtig ist, als ich? Und radikal akzeptieren, dass es *unmöglich ist, dies zu verändern?*
7. Kann ich versuchen, in meinem Gegenüber primär den Mitmenschen zu sehen, der „im gleichen Boot sitzt“ wie ich? Der auch seine Sorgen hat, vielleicht auch seine Schicksalsschläge, schlussendlich auch sterblich ist? Der trotz vorhandener leistungsbezogener oder moralischer Fehler auch seine guten Seiten und positiven Eigenschaften hat? Kann ich vielleicht sogar Mitgefühl für diese Person entwickeln?
8. Kann ich mich mit dieser Person aussöhnen, ihr vergeben? Davon wegkommen, ständig zu hadern mit ihren Unzulänglichkeiten? Kann ich anerkennen, dass wir alle unsere Ecken und Kanten, Stärken und Schwächen haben? Mir sagen: „I'm not okay, you're not okay, but that's okay?“ Und dadurch ein Stück freier werden?

Wie bereits erwähnt, wird Ihnen ein solcher *freundlicher, mitfühlender* Umgang mit Ihren Mitmenschen nur gelingen, wenn Sie im ersten Schritt auch mit sich selbst freundlicher und mitfühlender umgehen. Daran versuchte Sie bisher immer wieder Ihr stets unerbittlich Perfektion fordernder innerer Kritiker bzw. Ihre innere Kritikerin zu hindern, der bzw. die selbst kleinste Fehler nicht verzeiht und Ihnen suggeriert, Sie sollten sich für diese schämen. Deshalb ist es wichtig, dass Sie sich vor Ihrem „inneren Auge" immer wieder einmal Ihren wohlwollenden Begleiter bzw. Ihre wohlwollende Begleiterin vergegenwärtigen, der bzw. die Ihnen helfen wird, auch Ihre Mitmenschen in einem milderen Licht zu sehen.

Auswertung:

1. Inwieweit (zu wie viel Prozent) ist es Ihnen gelungen, die oben aufgeführten acht Fragen tatsächlich zur Hilfe zu nehmen und systematisch anzuwenden, wenn Sie sich dabei ertappt haben, einen Mitmenschen zu verurteilen oder abzuwerten?
2. Inwieweit hat sich durch die jeweilige Beantwortung der acht Fragen etwas in Ihrem Erleben der entsprechenden Situation verändert? Versuchen Sie, diese Veränderung ausführlich zu beschreiben.
3. Wie intensiv, auf einer Skala von 0 bis 10, war am Anfang des Experiments Ihr Ärger auf einen Mitmenschen, der sich „nicht richtig" verhalten hat, und wie hat sich dies im Laufe des Experiments entwickelt?

Schritt 10: Loslassen

Es gibt einen weiteren Punkt, der Ihre Lebenszufriedenheit beeinträchtigt: Ihr häufiges „Genervtsein", wenn die Dinge nicht „genau so sind, wie sie sein sollten". Dabei geht es weniger *direkt* um andere Menschen als um „die Tücke des Objekts". Wenn alles „genau richtig" sein muss, ist es höchst ärgerlich, wenn etwas nicht 100%ig funktioniert – und das ist ziemlich regelmäßig Teil unseres Alltags: Etwas geht kaputt, z. B. die Waschmaschine, es gibt einen Wasserrohrbruch, das Auto springt nicht an, die Druckertinte ist genau zu dem Zeitpunkt leer, an dem Sie unbedingt etwas ausdrucken müssen, ein Telefonat bei einem Amt oder einer Versicherung klappt nicht, Sie hängen eine halbe Stunde in der Warteschleife, Sie bekommen einen Arzttermin nur zu einem für Sie sehr ungünstigen Zeitpunkt etc. etc., die Liste ließe sich beliebig verlängern. Aber geht das nicht uns allen so, dass wir uns über solche Dinge aufregen? Ja und nein: einerseits ja, so ziemlich alle Menschen sind wegen solcher Unannehmlichkeiten genervt oder verärgert. Andererseits nein, denn im Unterschied zu vielen Menschen führt Ihr intensives Nicht-genau-richtig-Erleben dazu, dass Sie sich länger in Ihr Genervtsein „verbeißen", länger mit den Unvollkommenheiten des Alltags hadern und länger in einem gereizten, nörglerischen Stimmungszustand feststecken. Nicht selten werden Sie diese Grundstimmung auch nach außen tragen – vielleicht kennen Sie auch Klagen Ihres Umfelds, dass Sie damit „die Atmosphäre vergiften". Das Nicht-genau-richtig-Erleben hat in solchen Fällen viel damit zu tun, dass Sie keine Kontrolle haben – „shit happens", und man kann nichts dagegen tun und fühlt sich ohnmächtig ausgeliefert. Vielfach werden Sie dann versuchen, zumindest eine oder einen Schuldigen zu finden. Sich über die Schuldigen aufzuregen (z. B. den unzureichenden Service auf dem Amt oder bei der Versicherung), verlängert Ihre „gereizte Nörgeltrance" nur noch weiter. Die Stimme Ihres Störgefühls, der innere Kritiker bzw. die innere Kritikerin, schreit: „So etwas darf einfach nicht passieren!"

Was können Sie dieser „gereizten Nörgeltrance“ entgegensetzen? Hierzu der nächste Vorschlag:

Experiment 10: Ärger loslassen

Es wäre zu viel von sich verlangt, sich über solche Dinge gar nicht mehr zu ärgern, denn das tun auch Menschen ohne gewissenhaften Persönlichkeitsstil! Vielmehr geht es darum, nicht an diesem Ärger „kleben zu bleiben“ und sich in eine Dauergereiztheit hineinzusteigern. Dazu ist es zunächst wichtig zu verstehen, dass Ihr Ärger nicht nur eine gedankliche Komponente hat (z. B. Sie verfluchen das Amt oder die Versicherung, Sie realisieren mehr und mehr, dass es sich bei Ihrer Wut um eine *ohnmächtige* Wut handelt), sondern auch eine *körperliche:* Sie verkrampfen sich muskulär, spüren eine starke Anspannung, Sie halten vielleicht den Atem an, Ihr Adrenalin schießt hoch, vielleicht verspüren Sie auch einen Bewegungsdrang oder den Impuls, zumindest „Gewalt gegen Sachen“ auszuüben (z. B. Türen zuzuschlagen), die nun wirklich unschuldig sind. Fluchen und die Wut kurz zu ventilieren, z. B. „Verdammt!“ zu schreien, sind durchaus in Ordnung. Die Frage ist, wie Sie wieder „herunterkommen“ können.

Hilfreich könnte in solchen Situationen eine einfache Atementspannung sein. Atmen Sie beim Einatmen langsam durch die Nase ein, und dann, wenn sich die Lungen gefüllt haben, ebenfalls langsam durch den Mund wieder aus. Um den Prozess des Ausatmens zu verlangsamen, benutzen Sie bitte die sogenannte Lippenbremse: Formen Sie mit den Lippen eine kleine runde Öffnung des Mundes, aus der Sie langsam die Luft nach außen blasen, bis die Lungen vollständig leer sind. Danach atmen Sie bitte wieder langsam durch die Nase ein. So entsteht ein langsamer, beruhigender Atemrhythmus. Stellen Sie sich vor, dass Sie Ihren Ärger mit jedem

Ausatmen ein Stück mehr loslassen und sich auch gedanklich von der Ärgersituation lösen. Setzen Sie bitte diese einfache Atementspannungsübung 14 Tage lang immer dann ein, wenn Sie sich bewusst werden, dass Sie sich einmal wieder in Ihren Ärger zu „verbeißen" drohen.

Auswertung:

1. Wie oft sind in den letzten 14 Tagen Ärgersituationen vorgekommen?
2. Wie oft haben Sie die oben beschriebene Atementspannungsübung durchgeführt?
3. Wie gut ist es Ihnen gelungen, sich dadurch von Ihrem Ärger zu lösen und allmählich „herunterzukommen"?

Kapitel 9
Perspektivwechsel: Vom Nicht-genau-richtig-Erleben zur Dankbarkeit

Eine Veränderung Ihres Umgangs mit Ärger ist deshalb so überaus wichtig für Ihre Lebenszufriedenheit, weil Ärger bei vielen von Ihnen das Gefühl sein wird, das Sie am häufigsten erleben. Und zwar als Ihre unmittelbare Reaktion auf Nicht-genau-richtig-Erleben, das infolge kleiner Missgeschicke oder Alltagsfehler Ihrerseits oder aber infolge für Sie nicht akzeptablen Verhaltens Ihrer Mitmenschen entsteht. Wie bereits betont, greift dieses Muster schon bei Kleinigkeiten, die im Alltag in aller Regel gleich mehrfach täglich vorkommen. Sich mehrfach täglich zu ärgern, ist hierbei gar nicht das Problem – das passiert vielen Menschen im Alltag. Der Unterschied zu Ihnen ist vielmehr, dass Sie sich in Ihren Ärger „verbeißen" und in eine Dauergereiztheit geraten. Ausschlaggebend hierfür scheint mir zu sein, dass Ihrem inneren Kritiker bzw. Ihrer inneren Kritikerin zufolge eigene Missgeschicke bzw. Alltagsfehler oder Sie störendes, nicht regelkonformes Verhalten Ihrer Mitmenschen nicht passieren dürfen!

Tatsache ist nun, dass Ihnen, wie Ihren Mitmenschen, Missgeschicke oder Alltagsfehler – wahrscheinlich sogar täglich – unterlaufen und dass sich wahrscheinlich auch täglich irgendjemand so verhält, dass es Ihren Normen und Regeln widerspricht und Ihnen gegen den Strich geht. Das Leben ist nicht perfekt und wird es auch in Zukunft nie sein. Daher bleibt Ihnen nur die Wahl zwischen täglicher Dauergereiztheit und einigermaßen *gelassener, radikaler Akzeptanz der Fehlbarkeit des Menschen (inklusive Ihrer eigenen Person).* Wie Sie sich zumindest in die Richtung dieser gelasseneren Grundhaltung bewegen könnten, darum geht es auch im nächsten Kapitel. Auf jeden Fall braucht es dazu einen Perspektivwechsel.

Schritt 11: Dankbarkeit

Durch die ständige Aufmerksamkeitsfokussierung auf das, was bei Ihnen selbst und bei anderen Menschen „nicht genau richtig" ist, driften Sie emotional unweigerlich hin zu einer dauerhaft gereizten und ärgerlichen inneren Verfassung. Gleichzeitig geht es Ihnen sehr stark um Anstrengung, Sie fordern von sich selbst und anderen Menschen stetig maximale Bemühungen, die Dinge „genau richtig" zu machen. Da Sie jedoch perfektionistische Maßstäbe an sich und andere Menschen anlegen und diese höchst selten erreicht werden, stellt sich auch nur selten ein Zustand der Zufriedenheit ein und sehr viel häufiger eine Frustration darüber, dass – trotz Ihrer angestrengten Bemühungen – vieles nicht „genau richtig" ist.

Perfektionismus hat viele Facetten, und es war ja bereits die Rede von *leistungsbezogenem* und *moralischem* Perfektionismus. Entwickelt haben sich beide Varianten bei Ihnen vermutlich aufgrund von Botschaften wichtiger Bezugspersonen, dass Fehler im Leistungsbereich und Verfehlungen im moralischen Bereich *unverzeihlich* sind – und Ihnen dementsprechend auch nicht verziehen worden sind. Da Fehler aber unweigerlich passieren werden, sowohl Ihnen selbst als auch

Ihren Mitmenschen, sitzen Sie fest in einer Sackgasse: Sie strengen sich ständig an, um Fehler zu vermeiden, und trotzdem passieren sie auch Ihnen. Sie regen sich auf, dass Ihre Mitmenschen sich nicht genug anstrengen, Sie fordern nicht selten vermehrte Anstrengungen von ihnen und trotzdem sind die Ergebnisse selten „genau richtig". Sie merken also: Anstrengung ist Ihnen ein wichtiger Wert, das wurde Ihnen so vermittelt: Man muss sich anstrengen, sich alles erarbeiten, das Leben ist ein Kampf, *man bekommt im Leben nichts geschenkt!* Stimmt das wirklich?

Sicherlich ist Anstrengungsbereitschaft eine Tugend, um persönlich wichtige Ziele zu erreichen. Wer jedoch behauptet, man bekomme im Leben nichts geschenkt, blendet aus, dass es jenseits des Leistungsbereichs Positives gibt, das uns tatsächlich *geschenkt* wird. Wenn wir dies realisieren, spüren und uns bewusst machen, erleben wir ein Gefühl der *Dankbarkeit*.

Ist dieses Gefühl Teil Ihres Alltags? Dankbarkeit z. B. darüber, dass Sie gesund sind, dass Sie mit bestimmten Talenten geboren wurden, für die Sie nichts können (z. B. musikalisch, handwerklich geschickt oder intellektuell begabt zu sein), dass Sie in einer stabilen Partnerschaft leben, Kinder bekommen durften, Freunde haben, ein Dach über dem Kopf, genug zu essen und zu trinken, dass Sie in einem freien und friedlichen Land leben, darüber, dass Sie einen schönen Sonnenaufgang oder -untergang erleben dürfen, dass ein Mitmensch Sie freundlich behandelt oder anlächelt. Sofern zumindest einige dieser Beispiele für Sie zutreffen, haben Sie sich das nicht im Sinne einer Leistung erarbeitet oder verdient, es wurde Ihnen *geschenkt*. Es gibt eben nicht nur Negatives, worüber wir keine Kontrolle haben – Geschenke sind im Grunde etwas Positives, worüber wir keine Kontrolle haben! Vielleicht haben Sie bisher Dankbarkeit als wichtigen Aspekt des Lebens vernachlässigt, weil Ihr Aufmerksamkeitsfokus so stark auf Kontrollanstrengungen gerichtet war, um Negatives („nicht genau Richtiges") unter allen Umständen zu vermeiden!

Es bereichert unser Leben, uns immer wieder bewusst zu machen, was uns geschenkt wird. Wie man so schön sagt: „The best things in life are free!" Und das alles ist nicht selbstverständlich: Gesundheit ist ein fragiles Gut, manche Menschen sind allein und einsam, haben nicht das Privileg, sich von ihren Partner*innen geliebt fühlen zu dürfen, nicht das Privileg, dass ihnen Kinder geschenkt wurden, leben in Diktaturen oder Kriegsgebieten, mussten aus ihrer Heimat flüchten oder haben, wie wir kürzlich auch in Deutschland erleben mussten, ihr gesamtes Hab und Gut in einer Flutkatastrophe verloren. Warum ist es so wichtig, sich die vielen Gründe für Dankbarkeit stärker bewusst zu machen und sie zu würdigen? Die Forschung hierzu gibt uns folgende Antworten:

Dankbare Menschen sind glücklicher, weniger depressiv, leiden weniger unter Stress, sind fitter und belastbarer, zufriedener mit ihrem Leben und ihren sozialen Beziehungen. Sie haben ein besseres Selbstwertgefühl, empfinden ihr Leben als sinnvoller und mehr Freude über die kleinen positiven Dinge des Lebens. Sie sind großzügiger und hilfsbereiter und kommen mit einem Wechsel in einen neuen Lebensabschnitt besser zurecht. Sie leiden seltener unter Schlafstörungen, haben ein niedrigeres Herzinfarktrisiko und neigen weniger zu Drogenmissbrauch. Es gibt auch Hinweise darauf, dass sie mehr Zufriedenheit ausstrahlen und deswegen anziehender auf ihre Mitmenschen wirken.

Es lohnt sich also, sich immer wieder bewusst zu machen, wofür wir dankbar sein können und sollten. Und: In wissenschaftlichen Untersuchungen wurde nachgewiesen, dass wir dies durch gezielte und relativ einfache Übungen erreichen können. Ein Beispiel dafür schlage ich Ihnen als nächstes Experiment vor.

Experiment 11: Das Dankbarkeitstagebuch

Führen Sie 14 Tage lang ein *Dankbarkeitstagebuch*. Hierzu beantworten Sie sich jeden Abend die Frage: *Was habe ich heute erlebt, wofür ich Dankbarkeit empfinde?* Ziel dieser Übung ist es, mithilfe eines positiven Tagesrückblicks Ihre Aufmerksamkeit auf die Erfahrungen zu lenken, für die es sich lohnt, dankbar zu sein. Schreiben Sie sich hierzu mindestens drei positive Dinge pro Tag auf, die Sie erlebt haben, natürlich gerne auch mehr. Je mehr Sie sich darauf einlassen, auch die kleinen positiven Erlebnisse des Alltags wahrzunehmen, desto leichter wird es Ihnen fallen, ein Gefühl der Dankbarkeit zu empfinden. Sie werden feststellen, dass zwar nicht jeder Tag ein überwiegend guter Tag sein wird, aber jeder Tag etwas Gutes hat. Im Grunde sensibilisiert Sie ein solches Dankbarkeitstagebuch dafür, auch „kleine" positive Erfahrungen im Alltag achtsam wahrzunehmen und bewusst die Augenblicke zu *genießen*, die Ihnen jeden Tag *geschenkt* werden.

In wissenschaftlichen Studien zeigten sich messbare positive Effekte durch Führen eines Dankbarkeitstagebuchs. In einer Studie, in der die Teilnehmer*innen gebeten wurden, das Tagebuch nur eine Woche lang zu führen, entschieden sich viele Teilnehmer*innen aufgrund der wohltuenden Wirkung, das Tagebuch lange über die Studie hinaus freiwillig weiterzuführen!

Auswertung:

1. Wie gut (zu wie viel Prozent) ist es Ihnen gelungen, täglich mindestens drei Dinge zu finden, für die Sie Dankbarkeit

empfinden konnten?

2. Haben Sie einen wohltuenden Effekt des Tagebuchs wahrgenommen?
3. Könnten Sie sich vorstellen, das Dankbarkeitstagebuch über die 14 Tage des Experiments hinaus weiterzuführen?

Kapitel 10
Zusammenfassung: Was Sie tun können, um sich von der „Versklavung“ durch das Störgefühl des Nicht-genau-richtig-Erlebens zu befreien

„Versklavung“ ist ja ein extremer Begriff, daher will ich noch einmal erklären, warum ich ihn ganz bewusst benutze: Sofern Nicht-genau-richtig-Erleben eine sehr häufige Erfahrung in Ihrem Alltag darstellt und es für Sie höchste Priorität hat, dieses Störgefühl möglichst ganz zu vermeiden oder schnellstmöglich zu beenden, sind Sie in Ihrem Verhalten höchst *unfrei*:

Es ist dann für Sie *alternativlos*, z. B.:

- ✧ pausenlos zu arbeiten, bis Sie ein perfektes Ergebnis erzielt haben
- ✧ dabei ständig zu „gradnochen“
- ✧ kein Resultat zu akzeptieren, das für einen bestimmten Zweck gut genug, aber nicht perfekt ist
- ✧ der Arbeit zu gestatten, Ihre Freizeit zu „überwuchern“
- ✧ Ihre verbleibende Freizeit systematisch ausschließlich mit nützlichen Aktivitäten zu verplanen, statt auch einmal spontanen Bedürfnissen Raum zu geben

- ✧ sich auch mit kleinen Entscheidungen im Alltag in einem quälend zähen Prozess abzumühen, bis Sie die genau richtige Option gefunden haben, statt einmal spontan nach „Bauchgefühl" zu entscheiden
- ✧ sich täglich vielfach in Ärger zu „verbeißen" und nach Schuldigen zu suchen, wenn etwas nicht perfekt läuft
- ✧ sich selbst und Ihre Mitmenschen wegen unverzeihlichen Versagens oder unverzeihlicher moralischer Verfehlungen gnadenlos zu verurteilen.

Solange Sie also das Störgefühl des Nicht-genau-richtig-Erlebens unter allen Umständen vermeiden oder schnellstmöglich beenden wollen, diktiert es Ihnen zu 100 % Ihr Verhalten – Sie haben keine andere Wahl, sodass mir der Begriff der Versklavung tatsächlich angemessen erscheint.

Nun komme ich zu den Möglichkeiten, sich aus der Versklavung zu befreien:

10.1 „Immunisierung" gegen das Störgefühl des Nicht-genau-richtig-Erlebens durch allmähliche Habituation

Ich hoffe, dass Ihnen die Experimente, die ich Ihnen vorgeschlagen habe, demonstriert haben, dass Sie Nicht-genau-richtig-Erleben nicht nur aushalten können, sondern dass es sich, wenn man es während der Experimente zulässt, auch allmählich reduziert. Diesen Prozess des allmählichen Abebbens eines quälenden, negativen Gefühls, wenn man sich ihm wiederholt aussetzt, nennt man Habituation. Die wichtigste Forscherin im Bereich des Nicht-genau-richtig-Erlebens, meine kanadische Kollegin Laura Summerfeldt, spricht davon, dass man sich so Schritt für Schritt gegen dieses Störgefühl „immunisieren“ kann. Sie verhehlt nicht, dass dieser Immunisierungsprozess auch harte Arbeit bedeutet, die einen langen Atem, Ausdauer, Beharrlichkeit und Kampfgeist erfordert. Meine Erfahrung in der Arbeit mit Menschen mit gewissenhaftem Persönlichkeitsstil ist, dass sie gerade aufgrund ihres Persönlichkeitsstils in hohem Ausmaß mit diesen Eigenschaften ausgestattet sind, z. B. mit der Fähigkeit zur Selbstdisziplin! Daher stehen die Chancen gut, dass dieser Immunisierungsprozess bei Ihnen gelingt und Sie sich vom Diktat des Nicht-genau-richtig-Erlebens befreien können. Es gilt also, das Auftreten dieses Störgefühls nicht mehr zu vermeiden, sondern es zuzulassen und auf den Habituationsprozess zu vertrauen. Doch es braucht eine Reihe von Voraussetzungen, um die Entscheidung für diese Veränderung zu wagen:

10.2 Sich die Kosten der unbedingten Ausmerzung von Nicht-genau-richtig-Erleben bewusst machen

Bislang könnte der Wunsch, Nicht-genau-richtig-Erleben ganz zu vermeiden oder schnellstmöglich zu beenden, für Sie so drängend gewesen sein, dass Sie alle ungünstigen Nebenwirkungen erst einmal verdrängt oder auch bewusst billigend in Kauf genommen haben. Beides würde letztendlich bedeuten, dass Sie „den Kopf in den Sand gesteckt“ haben. Beispiele wären: Wenn Ihr Perfektionismus Sie dazu treibt, als „Workaholic“ extrem viel, pausenlos und ständig „gradnochend“ zu arbeiten, können Sie dies nur durchhalten, wenn Sie gleichzeitig sogenannte Kollateralschäden ausblenden: zunehmende

Erschöpfung und weitere gesundheitsschädliche körperliche Beeinträchtigungen (z. B. hohen Blutdruck), Vernachlässigung von Partnerschaft, Familie und Freundschaften, generell von Genuss und Lebensfreude. Wenn Sie Entscheidungen immer erst nach langem Zögern, intensivster Recherche bezüglich der Entscheidungsalternativen und quälendem Grübeln über die optimale Entscheidungsoption treffen können, wird Ihre Freizeit erheblich „schrumpfen". Wenn Sie zur Vermeidung von Nicht-genau-richtig-Erleben stets perfektionistische Ansprüche an Ihre eigene Leistung und an die Ihrer Mitmenschen stellen, werden Sie sich (Stichwort: „Ärgerinflation", siehe Kap. 1.6) sehr häufig über sich und andere ärgern müssen, da natürlich weder Sie noch Ihre Mitmenschen tatsächlich perfekt sind. Wenn Sie sich weiter selbst für Ihre Fehler sehr streng und erbarmungslos verurteilen, sozusagen die Fahne eines unerbittlichen Perfektionismus hochhalten, der nur das „genau Richtige" gelten lässt, hat auch dies eine gravierende Kostenseite: Es wird nur selten vorkommen, dass Sie mit sich selbst zufrieden sein und sich so akzeptieren können, wie Sie sind. Und wenn Sie mit Ihren Mitmenschen ähnlich streng verfahren, werden Sie sich wenig Freund*innen machen. So werden z. B. Kolleg*innen oder Ihnen untergeordnete Mitarbeiter*innen Sie eher als sehr penibel, ständig nörgelnd und kritisierend und dadurch das Betriebsklima „vergiftend" erleben. Selbst wenn Ihre perfektionistische Grundhaltung mit hoher Sachkompetenz gekoppelt ist, wird man Sie dann eher fürchten als mögen, vielleicht auch den Kontakt mit Ihnen meiden.

Erst wenn Sie sich die hohen Kosten der unbedingten Vermeidung oder schnellstmöglichen Beendigung von Nicht-genau-richtig-Erleben vergegenwärtigen und sie nicht mehr ausblenden, wird Sie dies motivieren, Schritt für Schritt am oben geschilderten Immunisierungsprozess zu arbeiten. Aber auch ein weiterer Faktor macht es wahrscheinlicher, dass Sie sich zu diesem Projekt entschließen können:

10.3 Verständnis dafür entwickeln, warum das Störgefühl des Nicht-genau-richtig-Erlebens bei Ihnen überhaupt so häufig vorkommt

In Kapitel 2 habe ich Ihnen bereits Kenntnisse zu den typischen Entwicklungspfaden vermittelt, die zu einer starken Ausprägung von Nicht-genau-richtig-Erleben beitragen. Demnach entwickelt sich Nicht-genau-richtig-Erleben in der Kindheit meist als „Warnsignal" im Zuge von Vermeidungslernen: Wenn der Erziehungsstil der perfektionistischen und stark kontrollierenden Bezugspersonen durch strenge Bestrafung für „nicht genau richtiges", unbedingt gehorsames und regelkonformes Verhalten geprägt war, konnte das Kind der Bestrafung am ehesten entgehen, wenn es die vorgegebenen Normen so stark verinnerlichte, dass schon kleinste Normabweichungen durch ein Störgefühl angezeigt wurden, welches sozusagen als „Frühwarnsystem" fungierte. Dadurch ging es dem Kind „in Fleisch und Blut über", dem „genau Richtigen" selbst einen maximalen Stellenwert zu geben und sich mit der Zeit 100%ig mit den „genau richtigen" Regeln zu identifizieren.

Lassen Sie uns anhand eines Fallbeispiels beleuchten, wie sich dies auswirkt. Herr M., ein erfolgreicher Ingenieur, kam zu mir in die Psychotherapie aufgrund ausgeprägter Erschöpfungssymptome. Schnell wurde deutlich, dass er in der Firma als 70 Stunden pro Woche arbeitender, perfektionistischer „Workaholic“ galt und mit seiner „150%igen Arbeitsphilosophie“ voll positiv identifiziert war: Um erfolgreich zu sein, müsse man sich eben anstrengen, „ohne Fleiß kein Preis“, man dürfe nicht „schlampig und fehlerhaft arbeiten“ wie viele Kolleg*innen, auf die er herabblickte, weil sie „ihre Pflichten nicht ernst“ nähmen und „sich einen schlanken Fuß“ machten.

Die Kosten seines Workaholic-Daseins hatte Herr M. lange verdrängt (Erschöpfungszustände, Schlafprobleme, wiederholte Trennungsdrohungen seiner Ehefrau, für die er wegen „dringender Terminarbeiten“ selbst am Wochenende kaum Zeit hatte, völliges Fehlen eines Freundeskreises), sodass die Entscheidung für eine Psychotherapie erst fiel, als die Erschöpfungszustände schließlich eine Krankschreibung unumgänglich machten.

Den Erziehungsstil seiner Eltern stellte Herr M. zunächst in keiner Weise infrage: Dafür, dass das Lernen für die Schule ein täglicher, von der Mutter über viele Stunden hinweg streng beaufsichtigter „Drill“ war, wodurch keine Zeit für Spielen mit Gleichaltrigen blieb, und Einsen erwartet sowie „Ausrutscher“ (1–, 2+) mit großer elterlicher Enttäuschung und „beleidigtem Liebesentzug über Stunden“ quittiert wurden, zeigte er viel Verständnis. Seine Eltern hätten „nur das Beste“ für ihn gewollt, er sei zwar „durch eine harte Schule gegangen“, aber sie hätten es ja „nur gut gemeint“ und ihn schließlich sehr effektiv vorbereitet auf die Anstrengungsbereitschaft, die für den Erfolg in unserer Leistungsgesellschaft eben erforderlich sei.

Eine solche Verteidigung der Eltern findet man bei Menschen mit gewissenhaftem Persönlichkeitsstil sehr häufig. Herr M. verteidigte somit auch die von ihm verinnerlichten perfektionistischen Normen, glorifizierte förmlich den Wert der Anstrengung und verachtete Mitmenschen, die es sich „zu leicht“ machten (siehe Kap. 3.4). Er war stolz auf seine „150%ige Pflichterfüllung“, die keinen Platz ließ für anderweitige Interessen und Ziele außerhalb der Arbeit (siehe Kap. 3.2). Wie es ihm seine Eltern beigebracht hatten, verhielt er sich im zwischenmenschlichen Bereich „immer korrekt“, wenn auch förmlich und distanziert, damit ihm „niemand etwas nachsagen“ konnte (siehe Kap. 3.3). Und wie seine Eltern trieb er nun sich selbst zu immer noch stärkeren Anstrengungen an, und seine (sehr guten) jährlichen Leistungsbeurteilungen durch seine Vorgesetzten waren ihm immer noch nicht „gut genug“, so wie seinen Eltern auch die Note Eins minus noch verbesserungswürdig erschien.

Erinnern Sie sich an Experiment 8 Selbstmitgefühl (siehe Kap. 8): Die dort beschriebene Vorstellungsübung (Rückblick auf die eigene Kindheit) führte ich auch mit Herrn M. durch. Erst als er angeleitet wurde, sich konkrete Episoden seiner Kindheit plastisch vor Augen zu führen, kamen zuvor verdrängte Aspekte zum Vorschein. So erinnerte er sich, wie sehr ihn die endlosen Belehrungen und Korrekturen seiner Mutter gequält hatten, während er ab und zu verstohlen und sehnsuchtsvoll aus dem Fenster zu den Kindern nach draußen geschielt hatte, die Fußball spielten und lachten, immer in der Angst, die Mutter könne es merken, dass er nicht „voll konzentriert“ war. In einem ersten Anflug von Mitgefühl für das auch einsame Kind, das er gewesen war, begann er zu weinen: Nie hatte er einfach zweckfrei spielen dürfen, nie sich bei Gleichaltrigen einfach zugehörig fühlen. Auch Erinnerungen an die Schule waren schmerzhaft und zeugten von seiner inneren Not als Kind: Immer blieb er der Außenseiter und „Streber“, der nicht einmal in den Fußballverein durfte, weil ihn das ja vom Lernen abgehalten hätte. Und im Nachgang zu dieser Vorstellungsübung wurde ihm deutlich, dass er sich bis heute von Bedürfnissen nach zweckfreiem Spiel und selbst von Bedürfnissen nach körperlicher Aktivität und Bewegung völlig entfremdet hatte wie auch von Bedürfnissen nach Zugehörigkeit: So war er zwar stolz darauf, einer renommierten Firma anzugehören, sah sich aber primär von Konkurrent*innen umgeben und nicht als Teil eines Teams.

Das Beispiel von Herrn M. zeigt: Es kann zwar schmerzlich sein, sich mit Ihrer inneren Not als Kind auseinanderzusetzen, die Sie durch die völlige Identifikation mit den Ihnen vermittelten überstrengen, perfektionistischen Normen verdrängt haben, z. B. mit Ihrer damaligen Angst vor Bestrafung oder dem Ihnen aufgezwungenen Verzicht auf ganz normale und wichtige Bedürfnisse wie unbeschwertes Spiel oder das Erleben von Zugehörigkeit zu einer Gruppe Gleichaltriger. Es kann Ihnen jedoch auch helfen, einen ersten Schritt der Distanzierung von der absoluten Unterwerfung unter das Diktat des Perfektionismus zu wagen – und den Blick zu öffnen für Werte und Ziele jenseits von Arbeit und Pflichterfüllung. Letzteres ist besonders wichtig, wenn Sie sich die Frage stellen: Wofür lohnt es sich überhaupt, sich an die ja durchaus anstrengende Arbeit zu machen und sich gegen das eigene Nicht-genau-richtig-Erleben zu immunisieren?

10.4 Bislang vernachlässigte oder auch neue Werte, Ziele und Bedürfnisse (wieder)entdecken

Eine erfolgreiche Immunisierung gegen das Nicht-genau-richtig-Erleben verspricht eine Befreiung von der Versklavung durch dieses Störgefühl. Wozu wollen Sie aber, wenn die

Befreiung gelingt, Ihre neu gewonnene Freiheit nutzen? Die Antwort auf diese Frage wird sicherlich ganz individuell ausfallen. Sie zu finden, erfordert aber in jedem Fall das Abschütteln der „Tunnelblick-Trance", die sich ausschließlich auf das Ziel fixiert, Nicht-genau-richtig-Erleben um jeden Preis zu vermeiden oder schnellstmöglich zu beenden.

Wenn Sie Ihren Blick auf Ihr Leben weiten, wird Ihnen meist rasch bewusst werden, dass Ihnen immer schon auch Werte jenseits von Arbeit, Pflichterfüllung und Leistung wichtig waren, z. B.:

- ✧ eine gute Paarbeziehung oder Ehe zu führen
- ✧ ein guter Vater oder eine gute Mutter zu sein
- ✧ Freundschaften zu pflegen
- ✧ die Natur zu genießen
- ✧ kulturellen Interessen nachzugehen
- ✧ sich eventuell ehrenamtlich, z. B. politisch oder kirchlich, zu engagieren.

Es gilt nun, diesen Werten Leben einzuhauchen, sie (erneut) zu entdecken und Ihnen auch einen Teil Ihrer Lebenszeit zu widmen. Dadurch wird Ihr Leben wieder vielfältiger und schließlich auch erfüllter werden. Nicht zuletzt werden es Ihnen auch Partner*innen, Familie und Freund*innen danken, wenn Sie Ihre Beziehungen wieder besser pflegen. Sie werden als angenehmere und interessantere Gesprächspartner*in empfunden werden, wenn Ihr Leben „bunter", weniger einseitiger und nicht mehr ausschließlich arbeitsbezogen und auf Perfektion ausgerichtet ist.

Wenn Sie in Ihren Beziehungen abrücken könnten von der „defensiven" Abwehrhaltung, in erster Linie dafür zu sorgen, dass Ihnen „niemand etwas Negatives nachsagen" kann, wäre das schon eine kleine Revolution: Sie würden sich erlauben, sich in Beziehungen stärker zu öffnen und auch Ihre Probleme, Schwierigkeiten und Selbstzweifel einzubringen, auch einmal um Unterstützung zu bitten. Dies würde erfordern, anderen stärker zu vertrauen und sich dadurch auch verletzlicher zu zeigen. Andererseits würden Sie dadurch für Ihre Mitmenschen „greifbarer“ und sicherlich auch sympathischer, als wenn Sie sich weiterhin defensiv und distanziert verhalten, um ja keinen Raum für Kritik an Ihrer Person zu lassen. Man wird es Ihnen danken: Ihre Mitmenschen werden sich, wenn Sie sozusagen „abrüsten“, auch eher trauen, umgekehrt Ihnen ihr Vertrauen zu schenken und sich Ihnen mehr zu öffnen. Wenn Sie sich nämlich nur mit einer „glatten“, auf den ersten Blick perfekten Fassade zeigen, sind Sie, um eine Metapher aus der Chemie zu gebrauchen, wie ein Edelgas, das sich nie mit anderen chemischen Elementen verbindet, sich sozusagen „selbst genug“ ist. Sie signalisieren ja indirekt, dass Sie so perfekt sind, dass Sie quasi niemanden brauchen, d.h., Sie senden keinerlei Signale aus, dass Sie sich mit anderen Menschen verbinden möchten! Ihr Selbstschutz durch die perfekte Fassade sorgt dann zwar dafür, dass Sie nicht verletzt werden, hat aber hohe Kosten, vor allem Einsamkeit. Es zu wagen, sich so zu zeigen, wie Sie sind, mit Ihren Stärken und Schwächen, Ecken und Kanten, wird Ihnen wiederum viel leichter fallen, wenn Sie *wohlwollend* sowohl auf sich selbst (Selbstmitgefühl, siehe Experiment 8, Kap. 8) als auch auf Ihre Mitmenschen (siehe Experiment 9, Kap. 8) blicken können. Zu akzeptieren, dass wir alle *nicht perfekt* sind und „im gleichen Boot“ sitzen („I'm not okay, you're not okay, but that's okay!“), wird Ihnen zu tiefer gehenden, befriedigenderen und dabei letztlich auch weniger anstrengenden zwischenmenschlichen Beziehungen verhelfen. Sie werden dadurch bessere Partner*innen, Eltern und Freund*innen!

Eine wichtige Rolle spielt hierbei, dass der allgegenwärtige Kampf gegen Ihr Störgefühl Ihnen bisher den Blick verstellt hat auf andere Menschen. Im Trend war dieser Blick nämlich stets verengt auf die Frage: Löst der Mitmensch gerade das Störgefühl des Nicht-genau-richtig-Erlebens aus (ist dementsprechend lästig oder macht ärgerlich) oder „funktioniert“ er gerade (in dem Sinne, dass er es nicht auslöst)? Sobald die Macht des Störgefühls sich abschwächt, kann sich Ihre durchaus vorhandene Fähigkeit zur *Neugier* auf andere Menschen und zur *Empathie* mit anderen Menschen wieder entfalten. Ihr Gegenüber kann Sie dadurch als *ehrlich interessiert* und *mitfühlend* erleben, und Sie werden sich wundern, wie viel mehr an positiver Resonanz dies erzeugt!

Um diese positive „Ernte“ einzufahren, braucht es natürlich das Wagnis des Vertrauens darin, dass Ihre Selbstöffnung auch positiv gewürdigt und wertgeschätzt wird. Dieses Risiko einzugehen, erfordert wiederum ein Mindestmaß an Ungewissheitstoleranz – die wiederum nur aufzubringen ist, wenn Sie das damit verbundene Nicht-genau-richtig-Erleben tolerieren.

Selbstöffnung ist nicht zuletzt *emotionale* Selbstöffnung und beinhaltet auch, den eigenen Gefühlszustand zu zeigen. Gar nicht so einfach, wenn man gelernt hat, dass es im Leben auf emotionale Selbstkontrolle und Selbstbeherrschung ankommt! So könnten schon an sich *einfache* Mitteilungen, z. B. dass Sie wegen irgendeines Ereignisses traurig sind, dass Sie sich über etwas freuen oder gar dass Sie jemanden mögen, sich für Sie zunächst fremd und unbeholfen anfühlen – erst einmal wieder „nicht genau richtig“. Wenn Sie sich dennoch trauen, werden Sie bald merken, dass dies meist die entsprechende Beziehung vertiefen und Sie für Ihre Mitmenschen „nahbarer“ machen wird.

Weiterhin müssen Sie damit rechnen, dass Ihre Fähigkeit, sich *ganzheitlicher* auf andere Menschen einzustellen, durch viele Jahre der Einengung auf Nicht-genau-richtig-Erleben etwas „eingerostet" sein könnte und erst Schritt für Schritt wieder eingeübt werden muss. Wie können Sie nun z. B. Empathie wieder einüben? Sie könnten z. B. verstärkt auf den Gesichtsausdruck und die Körperhaltung Ihrer Mitmenschen achten und sich fragen, ob darin eine Botschaft für Sie enthalten ist. Und wie können Sie Neugier auf andere Menschen wieder einüben? Sie könnten z. B. nachfragen und positives Interesse am jeweiligen Mitmenschen signalisieren, und zwar jenseits einer leistungsbezogenen oder moralischen Bewertung dieses Mitmenschen als „genau richtig oder nicht genau richtig".

Kapitel 11
Schlusswort

Bilanzieren Sie selbst, ob und wenn ja, in welchem Ausmaß, Sie den vorgeschlagenen Experimenten etwas abgewinnen konnten oder nicht. Hierbei ist zu unterscheiden, ob Sie „nur" Denkanstöße bekommen haben oder ob Sie sich mittelfristig auch für einen *Transfer* in Ihren Alltag entscheiden können, also dafür, kleine Veränderungen in Ihren Alltag zu integrieren, z. B.

1. Einplanen von Pausen in Ihren Arbeitsalltag
2. Abbau von „Gradnochen"
3. Zweckgebunden gut genug statt perfekt arbeiten
4. Kolleg*innen oder Mitarbeiter*innen einen Vertrauensvorschuss geben
5. Ihre Freizeitreservate von beruflichen Arbeiten freihalten
6. In der Freizeit spontanen Bedürfnissen Raum geben
7. Kleine Entscheidungen spontan nach Bauchgefühl treffen
8. Sich selbst wohlwollend und mit Selbstmitgefühl behandeln
9. Wohlwollender auf Ihre Mitmenschen blicken
10. Ärger loslassen
11. Ein Dankbarkeitstagebuch führen.

Langfristig werden Sie am meisten profitieren, wenn Sie kontinuierlich an den in den Experimenten angesprochenen Problembereichen weiterarbeiten, die für Sie zutreffen. Hier gilt:

Es gibt nichts Gutes, außer man tut es! Scheuen Sie sich nicht, auch professionelle Hilfe durch eine Psychotherapie in Betracht zu ziehen, um Ihnen dabei zu helfen, „dranzubleiben" bei Ihrem Projekt der Immunisierung gegen das Störgefühl des Nicht-genau-richtig-Erlebens. Psychotherapie ist allerdings immer „Hilfe zur Selbsthilfe", d. h., der Transfer in den Alltag zwischen den Sitzungen ist auch während einer Psychotherapie von großer Bedeutung – gerade wenn es sich um sehr eingeschliffene und „in Fleisch und Blut" übergegangene Gewohnheiten handelt. Denn selbst wenn Sie einmal in der Woche eine Stunde lang psychotherapeutisch unterstützt werden, bleiben ca. 111 Stunden „Wachzeit" zwischen den Sitzungen ohne Psychotherapie übrig – das ist die sogenannte 1:111-Regel.

Meine therapeutische Erfahrung mit Menschen mit gewissenhaftem Persönlichkeitsstil spricht dafür, dass dieses Buch für Sie sicherlich in Teilen nützlich und „gut genug" sein wird, aber sehr wahrscheinlich „nicht genau richtig", schon gar nicht für alle Leser*innen. Mit meinem eigenen Nicht-genau-richtig-Erleben diesbezüglich werde ich als Autor leben müssen ...

Abschließend möchte ich allen Kolleg*innen danken, deren Arbeiten mich zu diesem Buch inspiriert haben. Aus Platzgründen kann ich nicht alle namentlich würdigen, aber ich möchte zumindest drei Arbeiten nennen, die mir in diesem Zusammenhang besonders wichtig sind:

Hoffmann, N. & Hofmann, B. (2021). *Zwanghafte Persönlichkeitsstörung und Zwangserkrankungen. Therapie und Selbsthilfe* (2., aktualisierte und überarbeitete Auflage). Berlin: Springer.

Mallenger, A. E. & DeWyze, J. (1992). *Too perfect. When being in control gets out of control*. New York: Clarkson Potter Publishers.

Sachse, R. (2019). Die zwanghafte Persönlichkeitsstörung aus klärungsorientierter Sicht. *Verhaltenstherapie & Verhaltensmedizin, 40* (4), 358–371.

Ich hoffe, dass mein Buch Ihnen *einigermaßen* hilfreich war, und wünsche Ihnen alles Gute auf Ihrem weiteren Lebensweg!